鄭丞傑醫師的
婦科診療室

修訂版
NEW

婦科權威為您解答 100 個
難以啟齒的兩性幸福密碼

台北秀傳醫院執行院長
鄭丞傑 博士◎著

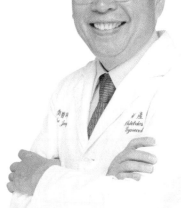

PART 1
姊妹們的私密心事

PART 2
想孕、慢老從保養卵巢開始

PART 3
呵護子宮，遠離病痛

PART 4
兩性互重，老後依然性福

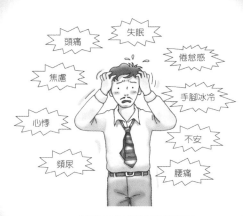

男性更年期後可能面臨
許多不適的症狀

痌瘝在抱總是情　◎張博雅

鄭丞傑教授／醫師是過去卅年來，在台灣乃至整個華
人世界極具知名度的婦科權威專家，他擅長用幽默風趣的
口氣或筆調，把艱深的醫學理論化為簡單易懂的庶民保健
知識，因此廣受觀眾與讀者的喜愛。

一般人可能只知道鄭教授是名醫名筆名嘴，他早年在
台北馬偕紀念醫院婦產科受過極佳的專業訓練，又先後留
學美國、日本，使他成為一個優秀的婦科腫瘤癌症專家。

更重要的是，鄭教授不僅是名醫，更是個良醫，不僅
是視病猶親，更奉行高標準的醫學倫理，因為他知道醫病
之間是一個資訊不對稱的關係，唯有秉持良心行醫，才能
真正對病人有益。也因此他早在 1995 年就榮獲台北市醫師
公會最年輕的杏林獎得主，當時我就是以行政院衛生署署
長的身分應邀頒獎給他，印象深刻。

這本書，用輕鬆淺顯的筆觸，探討婦女同胞常見的一些生理現象與疾病的可能關係；也論述坊間姊妹們口耳相傳悄悄話的真實性；對於不同年紀在生理上可能呈現的症狀，也同時做了深刻的描述。凡此種種對於不同年齡層的女性，既可產生共同的話題，亦可使年輕的女性朋友，以同理心去關注年長者的問題與需求，敦睦人倫關係，也達到預防勝於治療的目的。而在兩性互重的篇章，鄭教授也以他多年的臨床經驗結合醫學新知，給予讀者妥適的建言及一針見血的針砭，這是十分難得的一本實務書。

簡單的表述，來自於從繁複解析，回歸本質；平鋪直敘中，俱見鄭教授實務功力之精湛，與視病猶親之溫馨。

監察院院長

張博雅

2018/10/23

　　早在做「非常男女」的節目時，就已經與鄭教授結緣。兼具醫術醫德、令人敬佩的鄭教授，總是用幽默風趣的故事深入淺出的文字，將重要的醫學常識，帶給民眾，教導各年齡層的女性朋友如何認識自己，與身體做朋友。知識就是力量！衷心希望這本書能幫讀者們開啟一扇窗，能永保健康。

知名藝人暨
綜藝節目主持人

　　鄭丞傑醫師多年來致力於保護女性重要部位，維持台灣人口增長，堅實國防力量，居功厥偉。如今又將畢生學識，發而為文集結成書，乃能廣為流傳，有益國民健康，使我社會欣欣向榮。所作所為殊堪嘉許，刻頒此狀，以資嘉勉。更盼醫學後，見賢思齊，人手一書，發揚光大，則國家甚幸，人民甚幸。

知名作家

　　鄭丞傑是一個非常幽默的醫師，他把女性的各種身體上的問題，以及生理上會遇到的狀況，用前所未有的、大家都能懂得的巧妙比喻傳授給女人們，算是上世紀到本世紀對女人最有貢獻的男人之一。

知名作家暨
節目主持人

姐妹們的私房寶典　◎鄭丞傑

　　不含專業醫學書籍在內，這是 25 年來我為普羅大眾而出版的第 37 本科普保健書。

　　許多人都覺得不可思議，在繁忙的臨床門診、開刀、教學、研究工作之外，我怎麼還會有時間演講、上廣播電視節目，甚至不斷地出版新書？

　　我通常會回答：

　　1、我很少看電視節目，每週看電視的時間大都不到一兩小時，經常連出國一週，沒有日常工作時也不曾打開過電視機，至今也還不曾使用手機看過電視節目。

　　2、我從小就是快筆，一小時可以寫 1500 字的文章。

　　不過真正支撐我不斷寫醫療保健文章的，還是緣自於我對民眾衛生教育的熱愛。我始終相信，預防勝於治療，臨床醫師不僅應該花時間在診斷和治療疾病，更應該花時間在教導民眾預防疾病的發生及治療之後的復發。

　　因此 30 年來，我上過無數的廣播電視網路節目，寫過數百萬字的保健文章，做過近千場的民眾衛生保健演講。

　　近年來，我時常聽到年輕人甚至中生代告訴我「我是

看您的節目、讀您的書長大的」，他們之中有不少已是優秀的醫師、律師、會計師、工程師、大學教授，也有很多是職場上優秀的 OL 或是影響全家人健康的家庭主婦。我很高興曾經提供他們一些正確的保健知識，這是一對一的門診衛教所無法量產的效果。

廿世紀末以來，網路興起，民眾接觸醫療知識變成唾手可及，然而其中混雜了不少錯誤的資訊，甚至也有惡意編造的假資訊，我認為影響力大的專業人士仍然應該持續運用各種大眾、小眾媒體，乃至自媒體，去提供民眾正確有用的保健新知。

這本書感謝副總統陳建仁院士／教授、我的大學導師監察院長張博雅教授、台北市長柯文哲教授、歷任及現任的衛生署長／衛生福利部長葉金川、楊志良、邱文達、林奏延、陳時中等教授／醫師，以及知性節目主持人，也是我廿多年的好友苦苓、胡瓜、吳淡如，這些名人的推薦，使這本書益增光彩。希望大家都能有所收穫，有益於自身或家人的婦科保健。

最後，更感謝城邦出版集團原水文化出版社小鈴、瀞文、棠紅的大力幫忙，還有我的研究助理筱君協助校對工作，沒有她們這本書無法大功告成，獻給各位親愛的粉絲與讀者。

PART 1

姊妹們的
私密心事

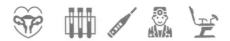

搞懂婦科檢查，就醫不尷尬

很多疾病令人羞於求診，還有很多疾病讓人誤會而不敢就診，婦科很常見這類因難以啟齒而延誤或拒絕就診的的病例，如漏尿、子宮下垂、癌症等。

如某位年約 50 歲的婦女因大腿內側有異常突起，卻因為害羞而長期不敢做抹片檢查，直到某次內診，醫師發現她的大腿內側長有類似乳頭的組織，且月經來時，也會像乳房一樣腫脹，醫師判斷應是副乳（副乳從腋下到大腿內側都可能出現），割下這部分的組織送檢查化驗，確實是副乳，困擾她多年的難言之隱也因此解除。

其實，許多疾病只要固定檢查及盡早診治就可以一勞永逸，不當的拖延反而會造成永遠的遺憾。

婦科正確的就診觀念

每年固定時間做抹片等婦科檢查，平時若出現異常或感覺與平常有異，則應該馬上到婦科就診，做腹部或陰道超音波等婦科檢查。有些女性患者以為經期間或有出血時不適合做婦科檢查，事實上，**只要出現異常出血，即使非**

在經期內，都應盡快到婦科就診檢查，讓醫師確認出血量、顏色、味道等狀況，診斷病情。即使出血很多，醫師還是可以進行內診或陰道超音波檢查，尤其若問題就是出血異常，此時檢查更有助於病情的診斷。

另外，門診時，常遇到有些女性特地選在白帶分泌量多時，才來做抹片檢查，這是錯誤的，**抹片檢查應該在沒有生病時做，正確作法應該是每年固定時間進行**，並盡量選在狀況正常，而不是等到有白帶或出血等異常時才來檢查，**當自覺有問題或疾病時**，就應該做詳細的婦科檢查，所以正確的抹片檢查觀念是在每年固定時間進行。

不過，若病情有其必要，即使分泌物較多或前一晚才發生過性行為，還是可以進行抹片檢查或內診，醫師可以用棉球先除去白帶或精液後才做抹片。只有當月經來且量大時，才完全不適合做抹片檢查，但最好還是盡量避免這些狀況為宜。此外，在門診時，也常遇到患者希望以超音波取代內診，但超音波並無法完全取代內診，譬如患者主訴白帶很多、很癢、外陰部有異物等，超音波都無法檢查，且對於比較大的腫瘤，超音波能照到，但對於較小的腫瘤，例如 1、2 公分以下的小腫瘤，超音波可能會照不到。**超音波不一定能看到所有東西，而內診是婦科器官的理學檢查，有助於病情的確診。**

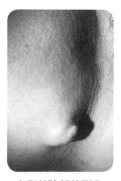

右側外陰部的副乳

有這些狀況，就表示應該做詳細的婦科檢查！

- ◆ 陰道異常出血
- ◆ 月經量變大
- ◆ 月經時間變長
- ◆ 月經間隔在 20 天以內
- ◆ 超過 2 個月月經沒來
- ◆ 陰道分泌物多
- ◆ 外陰搔癢
- ◆ 下腹痛
- ◆ 自覺有婦科問題或疾病時

婦科檢查不是只有內診而已！

　　來婦科門診時，醫師除內診外，還可能使用 X 光檢驗、超音波、子宮鏡、陰道鏡、腹腔鏡、泌尿系統顯像術（IVP）等做進一步的檢查。此外，一旦發現了先天性異常，同時也要做泌尿系統的檢查，因為生殖系統異常常伴隨泌尿系統異常，如 20% 子宮中膈異常婦女及 50% 無陰道婦女都伴有泌尿系統異常。

婦科疾病的診斷方法

1、內診

　　即經過陰道內的檢查，是人體婦科器官的理學檢查，主要意義在於檢查婦科器官的狀況。透過肉眼觀察（望診）、有無異味（聞診），及手部觸摸、壓（切診）來「確診」。

　　只要想清晰觀察骨盆腔器官，大部分都需要婦科內診。醫師將陰道擴張器（俗稱鴨嘴）深入陰道口，透過肉眼檢查子宮頸、陰道等內部的狀況；接下來拿掉鴨嘴，一手戴專用手套，將手指放入子宮頸後方，即後穹窿位置，將子宮抬高，另一手放在患者下腹部，一手往上頂（推）、一手向下壓，如此就可以摸到子宮有多大、多硬、邊緣是否規則，以及子宮上是否有長異物，如果有異物，呈現怎樣的大小、質地、數目等。

　　接下來，摸兩側的卵巢，可摸到卵巢是否有腫大、有無長腫瘤或沾黏等問題。至於輸卵管，除非有腫大現象才摸得到，否則摸不到。

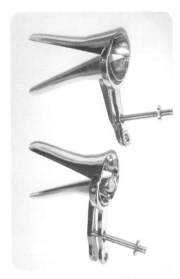

陰道擴張器（鴨嘴）

鄭醫師的婦科診療室

Q 內診的姿勢會影響診斷嗎？

A 答案是「會」，患者的內診姿勢稱「截石位」，的確會影響檢查的準確度與仔細度。

內診時，患者的兩腿跨在檢查台上，雙腿張得越開，彎曲度越高，膝蓋越靠近胸口，腳跟越靠近大腿根部，陰道縮得越短（雙腳伸直時，陰道長度是最長的），醫師越容易檢查到每一個角落，可檢查到的角度越深入、越仔細。肥胖的人和陰道緊的人在內診時特別需要大開雙腿並把腳踝縮到大腿根部。

2、肛診

婦科最常利用肛診的情況有三種：

① **處女：** 由於內診會造成處女膜裂傷，所以對於還沒有性經驗的年輕女性，醫師通常會採用肛診取代內診，但準確度會稍微下降。

② **懷疑有子宮內膜異位：** 但是超音波照不到子宮內膜異位瘤（即巧克力囊腫）；或是 CA-125 指數偏高，醫師懷疑有子宮內膜異位，但無子宮內膜異位瘤。醫師從肛門摸子宮直腸陷凹，亦即當女性站著時，人體骨盆腔最低的地方，也就是後穹窿，後穹窿隔著腹膜的位置，就是子宮直腸陷凹，若肛診時，在此處摸到有一粒粒的異物，每顆

的大小約 0.1 ～ 0.2 公分，超音波照不出來，就可判斷是內膜異位。

③ **子宮頸癌**：也需要做肛診檢查，才能判斷是否進入第 2B、3B 期（詳見第 159 頁〈子宮頸癌的分期與診斷〉），即使非處女也要做，因為子宮頸兩側的組織是否受到侵犯，內診不易觸摸診斷出來。對醫師來說，肛診是診斷子宮頸癌的重要檢查。子宮頸雖然只有短短的 2 ～ 4 公分，但一段在腹腔內，一段在陰道內，在腹腔內的這一段無法透過內診以肉眼觀察，子宮頸的前方是尿道、膀胱，後方就是直腸。內診受到侷限，摸不到子宮頸的兩旁，所以必須透過肛診去摸子宮頸的兩側，兩側有轉移的話，即表示子宮頸癌已轉進第 2B 期了。若兩側已有轉移，且侵犯到骨盆腔，摸到骨盆壁就表示進入第 3B 期。

3、陰道後穹窿穿刺術

女性平躺時，輸卵管與卵巢通常會落在子宮後下方，即子宮直腸陷凹，與肛門、直腸間僅間隔一層薄薄的腹膜，若有卵巢腫瘤、腹水、內膜異位等狀況，透過肛診即可觸摸發現，此外，子宮外孕破裂或其他原因造成的內出血或積液也會積蓄在此，以針從陰道頂端抽吸檢查即可診斷，稱為後穹窿穿刺術（culdocentesis）。

子宮外孕時，照超音波會發現腹部內有一些不知是水或血的液體，若經過穿刺發現是血，且這些血不會凝固，就要按照子宮外孕進行下一步處理。其次，穿刺發現為腹

水，可配合病理化驗，確認有無癌細胞。最後，若穿刺發現液體為膿，進一步做細菌培養，可確認是哪一種細菌的感染。

● 後穹窿的位置

子宮直腸陷凹是子宮（在前）和直腸（在後）之間的腹腔皺褶（peritoneal fold），是腹腔最低處。後穹窿位於陰道的頂端，子宮頸後方。當人體仰臥時，子宮直腸陷凹（Culdesac，即盲端、死巷之意）是骨盆腔最低的位置，而陷凹腹膜外面便是。

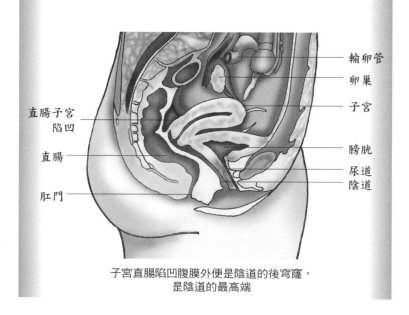

輸卵管
卵巢
子宮
膀胱
尿道
陰道

直腸子宮陷凹
直腸
肛門

子宮直腸陷凹腹膜外便是陰道的後穹窿，
是陰道的最高端

4、腹部超音波

　　檢查子宮、卵巢、輸卵管等，必須先脹尿，也就是脹膀胱，因為子宮的上方及前方（靠近肚皮的這一面）蓋滿腸子，腸子會干擾超音波的檢查，而膀胱位在子宮比較下端的前方，若膀胱脹起來，可以將前上方的腸子往人體的頭側方向推，且尿液是很好的超音波介質，可以幫助影像清晰。不過，10 幾、20 公分的腫瘤做腹部超音波檢查時，不需要脹尿，因為腫瘤已經將腸子擠上去，不會妨礙檢查。

5、陰道超音波

　　陰道超音波檢查在台灣的應用已經超過 30 年了，可最貼近婦科器官。檢查時，超音波探頭要放入到陰道頂端，貼著子宮頸或放在後穹窿，中間沒有腸子或膀胱的干擾，此時卵巢掉在子宮頸兩側的後方，也就是子宮直腸陷凹處，很靠近骨盆底，外面剛好就是後穹窿，探頭一進去可以馬上看到兩側的卵巢。

　　陰道超音波的優點包括：不需要脹尿，減低檢查的不適感；距離子宮、卵巢、輸卵管更近，解像力更高，可以看得更清楚。但使用也有限制，如處女、腫瘤太大者（如10 幾公分大的腫瘤）等都不適合。

6、陰道鏡

　　許多病人常誤以為陰道超音波就是陰道鏡，其實檢查時，陰道鏡並不會進入人體。陰道鏡的檢查方式與內診一樣，必須先用鴨嘴把陰道撐開，再將陰道鏡放在陰道口而不伸入陰道內。

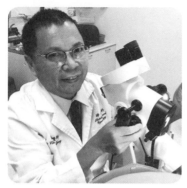

陰道鏡檢查

陰道鏡就像望遠鏡或放大鏡一樣,具有放大效果,主要目的是要用來檢查子宮頸或陰道是否有癌前病變。這是子宮頸或陰道的抹片檢查發現異常時的進一步檢查,尤其是子宮頸。

檢查時,會先把子宮頸或陰道上的雜質塗掉,例如白帶或精液,接下來在子宮頸或陰道壁塗上醋酸,有異常的部分就會變成白色,再針對異常的地方進行切片(不需要麻醉)。在陰道鏡下做的子宮頸切片是最佳的檢查狀態,經常可以切到病灶最嚴重的部分,發現病變的準確率也較高。

7、子宮鏡

必須在麻醉的情況下進行,把子宮頸撐開,將子宮鏡的器械經由陰道伸入子宮中,目的是檢查子宮內的狀態,如內膜增生、內膜息肉、內膜癌,以及黏膜下的子宮肌瘤。子宮鏡同時兼具診斷性及治療性,診斷的同時,也可以進行治療,可直接切除息肉、肌瘤等,檢查時若發現內膜有肥厚、增生情形,甚至是懷疑癌症,也可以直接刮下組織送去化驗。

8、腹腔鏡

檢查時,至少要在腹部打兩個洞,在肚臍眼打一個直徑約 1 公分的洞,再在腹側或恥骨上沿打一個直徑約 0.5

公分的洞，兩個洞的主要作用都是放入器械「看」而已，這是診斷性腹腔鏡檢查，目前很少醫師會使用這種方式來做檢查，因為打洞後只能檢查，效益不大。

目前較常使用的是治療性的腹腔鏡，也就是在腹部至少打三個洞，兩個洞放入的器械可以把腸子撥開及抓取欲檢查的部分，第三個洞的器械則可以進行治療，或剪、或切、或燒等。有時，也可能打四個洞，其中兩個洞的器械用於固定及抓取，一個洞放入鏡子，一個洞放入治療的器械。

子宮鏡的種類		
種類	特色	作用
治療性子宮鏡	◆屬於硬式，器械本身比較粗。	◆同時可做診斷，也可以進行治療。 ◆由於撐開子宮頸就像生產一樣疼痛，必須麻醉後才能進行，所以不能在門診中進行，必須進開刀房。
診斷性子宮鏡	◆屬於軟式，且器械很細，不需要撐開子宮頸就能進行。	◆主要作用如陰道超音波，僅作為檢查使用，因此只具診斷性，不具治療性。 ◆這類子宮鏡通常只在門診使用，由於器械很細，不須撐開子宮頸就能進行，因此也不需要麻醉，門診中就能檢查。

鄭丞傑醫師的婦科診療室

姊妹們的私密心事

● 腹腔鏡的應用──達文西手術

　　達文西手術就是使用腹腔鏡做開腹手術一樣的動作，特別適用於骨盆底及子宮後方的手術。傳統上，達文西手術通常需要四至五個洞，也就是可以放三隻機械手臂，由主刀者操作，其中一隻手用於暫時固定器官，兩隻由主刀者的雙手操控。還有一個洞是給助手幫忙灑水、清理手術區域、取出樣本，由助手實體操作。

　　現在，還有單孔腹腔鏡及單孔達文西手術，通常只在肚臍上打一個約 2.5 公分的洞（通常都已超過肚臍的實際大小），然後在刀口上蓋上一層矽膠薄膜，避免空氣進入，並在矽膠薄膜上開幾個洞，讓器械伸入不同的矽膠洞後再穿入開在肚臍上的洞口。這種方式的操作難度較高，尤其是兩側卵巢、輸卵管的手術更是困難，通常用於腫瘤較小、較單純或位置容易操作的小手術，巨大腫瘤等較困難的手術通常不會使用。

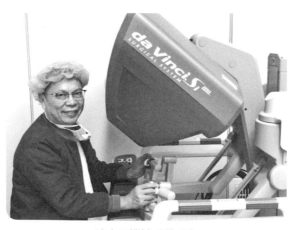

達文西機械手臂手術

達文西手術

優點	缺點
◆ 放大 10 倍，可清楚看見組織的條文脈絡，因此手術精準度極佳。 ◆ 出血量低。 ◆ 達文西手臂可 360 度彎曲，操作範圍很大，對子宮後壁的腫瘤、子宮內膜癌等原本需要做傳統開腹手術的情況特別合適。 ◆ 即使在腹部內大動作操作，也不會扯動肚皮，可有效降低術後疼痛。 ◆ 操作的醫師坐著開刀，較不容易疲倦。	◆ 昂貴，需自費，費用高達 20 ～ 25 萬元。 ◆ 傷口（刀口）比傳統的腹腔鏡手術大一些，也比較多，一個主要刀口約 1.2 公分，3-4 個刀口約 0.8 ～ 1 公分。

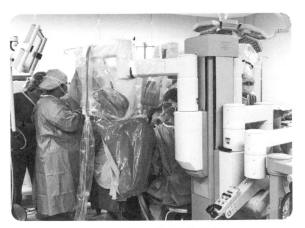

達文西機械手臂手術進行中

9、子宮輸卵管攝影（HSG）

這是一種不孕症檢查的基礎項目，用於檢查輸卵管通暢與否、或通一半、或尾部是否封起來或沾黏等。通常在月經剛結束 2～5 天時，也就是在排卵期之前做這個檢查，不需要麻醉，患者採內診姿勢（截石位），雙腿張開，以器械固定子宮頸，將一根管子穿入子宮中，快速打入顯影劑，一邊打顯影劑，一邊進行 X 光攝影，確認子宮腔中有無任何問題。

子宮輸卵管攝影還可以用來檢查子宮的先天畸形，如中膈子宮（或稱子宮中膈）、雙子宮、雙角子宮、單角子宮等問題，但現代由於子宮鏡、超音波等技術進步，所以子宮腔內疾病檢查已少用這種方式。

10、子宮內膜搔刮

疑有子宮內膜肥厚、增生或子宮內膜癌，以及子宮異常出血卻原因不明時，會做子宮內膜搔刮，常合併子宮鏡檢查一起進行。

11、子宮頸內管搔刮

常合併子宮頸圓錐切片，於圓錐切片後進行。由於子宮頸有一段位於腹腔內，而圓錐切片的位置是對陰道內的子宮頸口，切片深度僅 1～1.5 公分，靠近陰道部分的子宮頸做完圓錐切片後，異常的細胞被清除，但伸入腹腔的子宮頸是否有異常細胞則需要做子宮頸內管搔刮。

12、子宮頸圓錐狀切片

圓錐切片的目的在於確認子宮頸切片所發現的病灶以外的部分是否出現更嚴重的病變，亦即確定病灶的範圍。嚴格來說，圓錐狀切片同時含有診斷與治療的意義。經過圓錐狀切片，子宮頸的異常細胞若能被完全清除，也就不需要切除子宮了。

在台灣，約 20 多年前，子宮頸癌手術 1 年約 2000 例，但現在 1 年只有 500 ～ 600 例，需要根除性子宮頸癌切除術的患者變少了，因為子宮頸抹片檢查常常提早發現異常，早期就能發現問題，早期就能有效治療，這是很大的進步，表示台灣的抹片檢查做得相當好。

鄭醫師的婦科診療室

Q 哪些患者在做完圓錐切片後，不需要進一步切除子宮？

A
- 圓錐切片的外圍（周邊）無異常細胞。
- 子宮頸內管搔刮未發現異常細胞。
- 圓錐狀切片病理報告沒有侵襲性癌，亦即不超過原位癌（零期癌）。

因害羞或難以啟口而延誤治療的病例實在多不勝數，建議還是應該及時就醫較理想。曾有一位患者因為異常出血來就診。這位患者每回月經來時，經血量非常大且經期都拖很長，之前未做過內診，僅照過超音波，發現有三顆子宮肌瘤且都不小，醫師建議她開刀，不過她很猶豫，最後醫師便開立止血藥給她服用，但異常出血的狀況卻依然沒有改善，後來轉到我這就診。初診時，我請她先做內診，陰道一打開便發現她的子宮頸糜爛且壞死，已是子宮頸癌第 2 期。

鄭醫師的婦科診療室

Q 處女可以內診嗎？

A 其實處女也可以做內診檢查，只要不使用陰道擴張器，就不會有處女膜裂傷的問題。處女膜中央有一個開口，可以讓月經血通過，這個開口也可以容許一隻手指頭經過而不裂傷，因此如有需要且能夠放鬆，處女也該內診。

臨床上，我曾經這樣診斷及摘除過上百位處女的子宮頸息肉，也診斷過好幾位處女的子宮內膜癌，而處女膜均保持完好。

另一例也是因為異常出血，輾轉看過多位名醫，也做過腹部及陰道超音波檢查，就是沒有做內診，一直找不出病因，後來也是轉到我這就診，我請她先做內診，用鴨嘴一打開陰道，便傳出一股腐臭味，原來她的子宮肌瘤已從子宮腔長到陰道中，並呈現壞死。

　　因為超音波有侷限性，只能看到子宮頸以上的部分，子宮頸及陰道是看不到的，所以內診很重要，患者應注意，若出現異常出血、白帶或分泌物很多或異常、自己摸到陰道口或陰道裡有異物時，即使醫師未提議做內診，患者也應該主動要求醫師幫忙內診。我的經驗及作法是當患者初診或久久才回診時，一定請對方先做內診檢查，子宮頸和陰道內的狀況不是超音波可以檢查出來的。

♥ 就診後，雖然醫生說「沒問題」，仍感覺不適，怎麼辦？

　　一般來說，婦女若是肚臍以下的部位感覺不適，最常見是腸子的毛病，其次是婦科問題，如果是在恥骨上面一些，陰毛位置，比較可能是婦科或膀胱的問題。

　　原發性經痛、排卵、骨盆腔沾黏等都會出現疼痛，疼痛的時間、狀況因人而異，但這種疼痛通常會有週期性，不會隨著時間消失；另外，剛動完手術或剛生產後，也可能會有一段時間出現疼痛感，但這種疼痛隨著時間會慢慢

消失。面對以上的疼痛，醫師往往會在檢查後告訴你「沒問題」或「再觀察就好」，確實，這類疼痛通常只能透過止痛藥或熱敷等自然療法緩解。

　　但有一種疼痛，即使婦科醫師說：「沒問題！」也要小心，那就是下腹部的疼痛。若下腹疼痛經婦科醫師檢查後表示「沒問題」，是指婦科方面的器官沒問題，但女性的卵巢、子宮上覆蓋著腸子，若檢查、用藥後還是持續疼痛，就應該思考是否有消化器官方面的問題，應再尋求消化性內科醫師診斷。

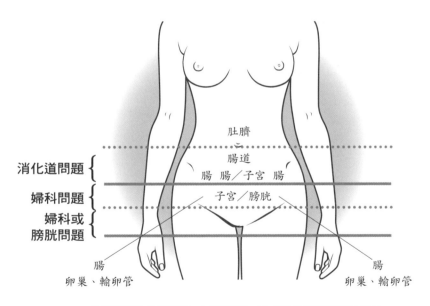

肚臍

腸道

腸　腸／子宮　腸

消化道問題 {

婦科問題 {
子宮／膀胱

婦科或
膀胱問題 {

腸

卵巢、輸卵管

腸

卵巢、輸卵管

依疼痛發生位置不同，可再就醫，尋求其他專科醫師的意見

❤ 醫生是熟人，看診好害羞！

　　首先，並非任何婦科疾病都需要內診，有的疾病透過超音波檢查就能確診；其次，秉持醫學專業訓練，即使是熟人，醫師也能夠專業看診而不受彼此是熟人的影響。因此，醫師是熟人，患者也不需要太擔心或害羞，反而應該更安心。況且真有內診的需要，也會有女性護理師全程陪伴。

　　除熟人問題外，根據我從醫 30 多年來的觀察，醫師的性別也是許多患者感到困擾的點。一般來說，年輕的單身女性因為害羞，通常較喜歡找女醫師或不認識的醫師，至於中年或生育過的女性患者則較喜歡找男醫師或認識的醫師。

　　對醫師來說，專業的醫學訓練讓醫師面對任何患者時都能夠就事論事，專心於診斷，並不會因為患者的身分或是否熟識而有任何差別，重點在於患者是否感覺自在。

　　無論是選擇女醫師或男醫師、認識的或不認識的醫師，都會秉持醫學專業來面對患者。建議若看診過程中有疑問或困擾，希望醫師幫忙解答，都可以直接提出，良好的醫病溝通，醫病雙方都有責任。

顧好生理期（經期）
婦科可解憂

....

　　「小紅」好麻煩，來不來都讓女生很頭痛！來了，不能吃冰、不能泡湯、不能游泳、胸部脹、水腫、頭暈痛、心情差又爆痘，還經痛到要人命，連睡覺都要小心翼翼，以免發生血案；不來，又憂心忡忡，擔心是不是怎麼了？究竟怎麼做才能好好度過「親戚」來訪的那幾天呢？

生理期間特別想吃甜食！

　　許多女性在經期期間常誘發吃甜食的慾望，如巧克力、熱可可等，總覺得喝點甜甜熱熱的飲品或吃幾塊甜蜜蜜的巧克力能夠撫慰經期的不適感！

　　事實上，的確有研究發現「糖」可以止痛，經期間吃甜食不僅能夠舒緩情緒，也確實可以減輕經痛。但研究也發現在月經期間，過量的甜食會消耗身體內的維生素 B 群，也可能誘使血糖波動太過劇烈，反而會加重經痛或引發復發

性的經痛，因此若非吃甜食不可，建議**可食用高純度、低甜度的巧克力**，避免太過精緻化或高脂肪、高糖分的甜點。

🩺 經前症候群好難受，前胸、滿臉狂冒痘！

許多女性在月經來潮之前就會出現頭痛、焦慮、疲倦、憂鬱、水腫、貪食、便祕、注意力不集中、長青春痘等症狀，統稱為**「月經前症候群」**（PMS），其原因至今仍未了解，不過，荷爾蒙的變化和神經傳導物質的波動可能是重要因素。我在門診看診時，即曾有患者因為經前症候群問題嚴重，滿臉爆痘來求診，但奇妙的是只要月經一來，所有的症狀，甚至滿臉的痘痘都會在一夕之間消失。

因為月經前症候群患者可能同時潛伏有憂鬱症及人格異常症，有 5% 的婦女甚至有嚴重的生理與心理症狀，稱為**「經前不悅症」**（PMDD），須小心處理。**建議可從改變飲食生活習慣著手改善**，如戒菸、減少飲用咖啡、減輕壓力、正常飲食運動及睡眠，也可以透過如鎮靜解憂劑、性腺荷爾蒙拮抗劑（GnRH）、利尿劑、spironolactone（歐得通錠）、維生素 B6 等藥物治療減緩症狀。此外，若因子宮內膜異位症的問題而須服用異位寧、佑汝等藥物，也可能出現長青春痘的副作用。

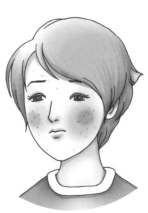

不少女性在經期來臨之前
都會猛爆痘

💟 月經來就痛！會痛一輩子嗎？

月經疼痛是女性有了月經之後才會遇到的問題，但並非每位婦女都會有這項困擾。引起經痛不適的原因非常多，原則上可分為原發性和繼發性兩種。部分婦女可能是因為器官病變造成的，如子宮內膜異位症或子宮肌腺症等都有可能引起繼發性經痛；若沒有器官病變方面的問題，只是單純的經痛，也就是所謂的「原發性痛經」，青春期少女的經痛大多屬於這一類。

原發性痛經症

原發性痛經是初經就開始來，在月經開始前或剛開始時感到疼痛，通常只會痛個 1 ～ 2 天，之後就不會痛了，而且越長大，疼痛改善的狀況越好，甚至在開始有性生活或生完小孩後就完全好了。

引發原發性痛經症的原因與子宮內前列腺素濃度的升高有關。女性的子宮內膜在月經週期期間會由增殖期子宮內膜轉變為分泌期子宮內膜，換句話說，當月經來時，分泌期子宮內膜崩壞，會分泌前列腺素，使子宮收縮，若分泌的前列腺素量太多，就會導致子宮收縮強烈，引發經痛。因此，只要使用藥物阻斷前列腺素的途徑就可以治療原發性痛經症了。

前列腺素合成抑制劑（prostaglandin synthase inhibitor），可阻止分泌型子宮內膜釋放前列腺素。不過，這種經痛一

般是不需要治療的，若疼痛的情況已影響生活品質，建議就醫，請專科醫師確認是否有其他引起經痛的問題，以免延誤病情，在醫師的診斷指示下服用藥物，通常一般的止痛藥就能有不錯的效果。

此外，口服避孕藥可抑制子宮內膜由增生期轉變為分泌期，也可預防疼痛；而止痛藥和抗痙攣藥可減緩前列腺素所引起的疼痛。

繼發性痛經症

繼發性痛經往往在初經來之後許多年才會發生，經痛的天數通常是 3 ～ 5 天，有些人痛到後來，連月經期的前後也都會覺得疼痛，經常在月經來的前幾天就開始痛了，甚至持續到月經結束後幾天才停止。1 個月裡痛上 10 幾天的女性大有人在。

繼發性痛經症通常是骨盆腔中有一些病理變化，如感染或解剖構造發生異常所導致，最常見的原因就是子宮內膜異位症與子宮肌腺症，光這兩項原因就占了繼發性經痛的 9 成以上，尤其肌腺症還有異常出血問題，每到經期，經血量就像洪水一樣。如果是中年女性，第一個判斷會先猜是子宮肌腺症，若是年輕一點，20 ～ 30 歲，先猜是不是子宮內膜異位或巧克力囊腫。但不管是哪種原因引起，最後都可能引發不孕問題。

💓 經痛如何改善？吃錯補品反而幫倒忙！

有經痛問題的婦女，建議可補充含有鈣、鎂、維生素B群的食物，例如牛奶、小魚乾、綠色蔬菜、豆漿、香蕉、燕麥、櫻桃、黑芝麻等，這類食物具有穩定神經、幫助神經傳導穩定、安眠等作用，有助於舒緩經痛。尤其，已有研究指出補充鈣質，確實是可以緩解經痛或經期症候群。

不過，食補雖好，還是要注意有些食物並不適合在經期間食用，譬如麻油雞或四物湯。曾有一位女性患者因為在經期間連吃好幾天的麻油雞，以致原本 4 ～ 5 天就會結束的經期硬生生拖到 10 天還滴答不止，這是因為麻油本身具有活血、促進血液循環的作用，且其中酒的成分會讓血管擴張，讓經血流不止。至於四物，主要功用是幫助排淨經血，所以適合食用的時段其實是月經快結束時，若是月經一來就開始吃，反而可能會造成血崩。

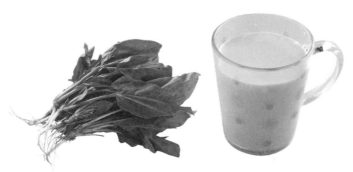

改善經痛，請多補充綠色蔬菜、豆漿等食物

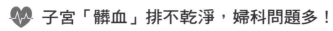

💗 子宮「髒血」排不乾淨，婦科問題多！

女性的身體非常奧秘，月月來的月經，竟然等同於幫子宮做一個月一次的大掃除工作，可以幫助女性將體內的經血排乾淨。不過月經血並不髒，且和身上其他地方的血是一樣的。

經血是子宮腔內膜層小血管破裂產生的，透過子宮頸和陰道排出去，**平均 21～35 天來一次月經是正常的，每次月經的經血量約為** 80cc。許多女性誤以為每個月的經血可能排不乾淨，事實上，只要有經血就一定會排乾淨，若子宮內還有經血，就會繼續排出來，直到流乾淨為止，並不會瀦留在子宮中，留到下個月。不過，如果經血逆流到骨盆腔內或子宮肌肉層內，便形成子宮內膜異位症或子宮肌腺症。

但如果有子宮腔息肉、肌瘤、子宮內膜增生，並開始有癌變跡象等問題，經血就會開始出現不正常現象，或是滴滴答答地，或是經血量變多……，這些通通是警訊，表示身體的大掃除無效。

💗 每次月經來都會水腫，如何才能改善呢？

很多女性在月經期間都會出現水腫的問題，嚴重的甚至整個人會大上一號，讓很多女性非常苦惱。一般來說，女性的生理期是 5～7 天，在這段期間內，女性的身體較

為敏感，容易感覺疲憊，情緒波動大，多多休息及進行適當且溫和的運動都能幫助血液循環，減緩經期不適，以及消除水腫。

但要注意的是，月經來的頭兩天，因為經血量較多，下半身會有沉重感，容易感覺不舒服或疼痛，所以運動的時間不建議太長、動作也不宜太劇烈，主要以緩和為主，如走路、肢體伸展或瑜珈等，可視身體狀況適度加快走路的速度或動作的延展。但不建議做倒立動作，以免經血逆流到腹腔中，增加子宮內膜異位的風險。

適度的按摩也可以幫助身體排除水分，譬如順勢從腳掌、腳踝、小腿一路向上往大腿根部按壓，如此有助於消除下半身的水腫。此外，許多女性為了避免水腫，在經期間會刻意減少飲水量，但**少喝水並不但不會減輕水腫狀況，反而會因此而引起便祕，導致代謝速度下降，更容易讓體液滯留體內，令水腫更嚴重**。所以經期期間千萬不要忘記補充水分，更何況多喝水也可以幫助身體排除多攝取的鹽分，避免鹽分攝取太多而造成水腫。

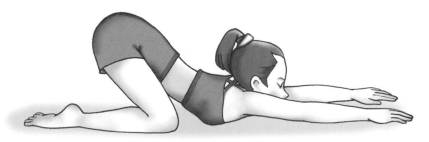

瑜珈中的貓式有助於舒緩經痛不適

經期循環少於 21 天或久久才來一次，
需要請醫師幫忙調經嗎？

　　確實有些女性非常執著於月經週期間隔時間一定要 28 天才「正常」，超過或不足 28 天就來找醫師，要求調經。事實上，根據個人體質、家族遺傳、身體狀態、壓力、是否肥胖等不同，有些女性的經期循環短於 28 天，也有比 28 天長的，門診中甚至遇過季經（3 個月才來一次）、年經（1 年才來一次）者。一般來說，若經期循環在 2 個月以內，且長期穩定、無特殊狀況的話，我通常不會特別建議對方調經，但若經期循環超過 3 個月甚至更長，才會建議將經期循環調整為 2 個月一次。

鄭醫師的婦科診療室

Q 哪些情況易出現月經週期延長，需要調經？

A
- 先天體質因素，家族中有此遺傳
- BMI≥27 的肥胖女性
  （正常的 BMI 值應在 18 ～ 24 間）
- 生活或工作壓力大的女性
- 運動選手，尤以長跑選手最多，通常是體脂率太低的關係，其 BMI 值常常低於 18

調經的主要目的除了讓女性規律有排卵、幫助受孕外，也是為了保護子宮內膜。雖然一般人都以為月經週期循環 38 天以上就算間隔太久，但其實醫學上認定 90 天以上才有調經的需要，因為週期 90 天以上的女性罹患子宮內膜癌的風險開始提高。

月經週期循環過長，容易發生子宮內膜癌。女性經期約 5 ～ 7 天，月經期間不會排卵，但月經過後便會排卵，從排卵日開始算的 14 天裡，身體會分泌黃體素保護子宮內膜，子宮內膜因為有黃體素保護，才不會致癌；這 14 天以外的日子，身體則是分泌女性荷爾蒙（雌激素），女性荷爾蒙會刺激內膜增生、增厚。所以，週期循環為 28 天的女性，1 個月中有一半的日子，子宮內膜會受到保護，但月經週期循環若為半年（180 天）者，扣除受保護的 14 天外，有 166 天會受到女性荷爾蒙刺激，當然內膜的致癌率會高出很多。

其次，另一個重點就是有沒有排卵，月經週期循環為 21 天以上的女性，大部分都有排卵，但週期循環若在 20 天以下的幾乎都沒有排卵，尤其是低於 19 天者，至目前為止，我還未發現有排卵的。所以，月經週期循環若是 20 天以下，建議每日自主測量「基礎體溫表」（Basal body temperature，BBT），透過基礎體溫表確認自己是否有排卵，若有排卵，就不需要調經，如果沒有排卵（無卵性月經），就需要調經，以讓身體分泌黃體素。

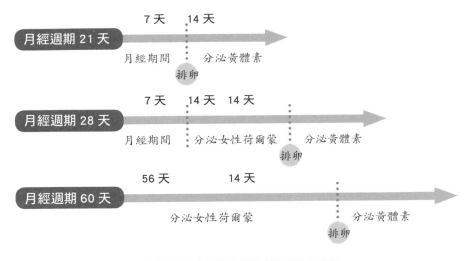

〔**月經週期循環**〕

不同月經週期間隔會影響內膜受保護時間的長短

　　最常見的月經週期循環是 28 ～ 30 天來一次月經，為了保護子宮內膜，建議 1 年不要少於四次月經，最好是 1 ～ 2 個月就能來一次，多於這個時間可考慮請醫師幫忙調經，但不鼓勵週期循環 45 ～ 60 天的人調經。有一位年輕、未婚的患者 1 年多才會來一次月經，天天都要服用避孕藥（成分含有女性荷爾蒙）調經，覺得很麻煩，我便建議她乾脆每 2 個月服用 14 天的黃體素幫助催經。服用黃體素可造成假妊娠現象，14 天後只要停用黃體素，身體便會產生妊娠中止的錯覺，月經自然就會來，這麼做既能保護子宮內膜，讓卵巢休息，也不會造成其他副作用。

正常分泌黃體素的時間就是 14 天，若不到 14 天便是黃體功能不足，會影響受孕，若低於 12 天便是異常，也就是說基礎體溫的高溫期至少要 12 天以上，否則便是黃體功能不足，容易流產。因此，若經期循環是 21 天的話，在第 7 天的經期一結束便會馬上排卵，這就是為什麼有人月經期一結束就行房竟然會受孕的原因。

有一位患者因不孕問題來看診。這位患者的月經週期就是 21 天，但她不知道，所以每次的排卵日（經期的第 7 天）因為月經還沒完全乾淨而不行房，等於始終都在避孕。因為卵子只能活 1 天而已，她第 7 天就已經排卵了，這天不行房，拖到第 9 天才行房，是不可能懷孕的。之後，該位患者調整行房時間，果然很快就懷孕。

● 為何需要測量基礎體溫？如何測量？

基礎體溫的重要性

女性的月經週期多為 21～35 天，當月經結束後至排卵前為濾泡期，排卵之後到下次月經來時，則是黃體期。懷孕了，黃體素就會繼續分泌，體溫持續高溫。如果沒有懷孕，身體則會減少分泌黃體素，體溫並會下降，月經也會來。因此，若體溫持續低溫，就表示沒有排卵，黃體素的分泌也異常，會影響受孕。

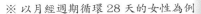
※ 以月經週期循環 28 天的女性為例

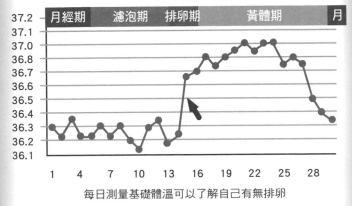
每日測量基礎體溫可以了解自己有無排卵

如何測量基礎體溫

(1) 先至藥局購買基礎體溫專用溫度計，專用的溫度計可精準測量到 0.1 度，即使體溫只是些微升降，也能夠測量得到。

(2) 睡前，將溫度計放置於枕邊或隨手可拿之處，次日睡醒，起身活動前，將溫度計放在舌下測量 5 分鐘，並記錄下溫度。

注意事項：

一、每天盡可能固定時間，且須持續無中斷地睡眠 6 小時以上。

二、測量基礎體溫必須在每天固定時間測量固定部位，最佳的測量位置是舌下。

三、月經來或行房都要特別標示。

四、熬夜、喝酒、感冒發燒等都會影響體溫變化，應特別註記。

♥ 經期是瘦身黃金期嗎？

現代人多以瘦為美，導致許多女性狂減重，甚至迷信在月經來的期間節食、偏食、高度運動、爆汗等可以瞬間瘦上好幾公斤！事實上，這麼做，對身體健康會造成重大傷害，小心因過度節食或過度運動，反而導致經期紊亂！脂肪不夠，可能導致肉垂，月經不來！

快速而極端的減重方式即使讓體重很快減輕，但會使身體得不到充足的營養，導致身體老化速度加快。過度節食會導致易怒、記憶力變差、皮膚變差、掉髮、老化，還會影響子宮的健康，可能出現停經的問題。1 週最多減掉 0.5 ～ 1 公斤對人體最好（1 週減重不宜超過 2 公斤），如果因為節食而 1 週減輕 2 公斤以上，則會危害健康，而且容易復胖。

此外，減肥期間若沒有攝取足夠的油脂，身體就會先燃燒胸部脂肪來維持體內熱能運作，胸部脂肪一旦減少，皮膚就會變得鬆弛，進而引起腺體組織萎縮，胸部就會乾扁、變小，甚至下垂，造成乳房漸漸萎縮。

若害怕油脂會造成肥胖，不妨以初榨橄欖油、非油炸的堅果、酪梨等優質油脂取代動物性脂肪、精製油類、奶油等不健康的油脂。

關於適當的營養攝取

請參考衛生福利部國民健康署發布的

 「每日飲食指南手冊」
https://www.hpa.gov.tw/Pages/EBook.
aspx?nodeid=1208

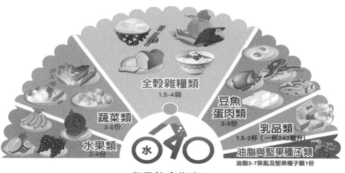

全穀雜糧類
1.5-4碗

豆魚
蛋肉類
3-8份

乳品類
1.5-2杯（一杯240毫升）

蔬菜類
3-5份

水果類
2-4份

水

油脂與堅果種子類
油脂3-7茶匙及堅果種子類1份

每日飲食指南

關於運動

 不妨先上教育部體育署的體適能網站
https://www.fitness.org.tw/

 進行線上評估
https://www.fitness.org.tw/online.php

了解自己的體能狀態，再決定適合的運動種類及強度。

♥ 月經沒有來，竟然要捏乳頭檢查！

為預防乳房腫瘤，政府多年來提倡婦女在月經後，進行乳房自我檢查，而乳房檢查的最後一項便是「捏乳頭」，事實上是捏擠整個乳房，若乳頭出現排血，就要懷疑是乳癌，若是出現乳汁，且非懷孕或哺乳期，則可能是高泌乳激素血症，育齡婦女的發生率約為 0.1 ～ 1%。

當疑有高泌乳激素血症時，醫師會為患者進行抽血檢查泌乳激素，泌乳激素的正常值是 24 ～ 27mg/ml 以下。女性若泌乳激素過高，會出現黃體素分泌不足、月經不來或月經量少、乳頭分泌乳汁症狀，可能引起骨質疏鬆、頭痛、眼睛部分失明、不孕等病症；至於男性也有泌乳激素，一旦過高，則會引發骨質疏鬆、頭痛、陽痿、精蟲過少、男性女乳症等病症。

只要抽血檢查發現泌乳激素值超過 100mg/ml，醫師就會進一步請患者去做腦部的 MRI 檢查（磁振造影），確認腦下垂體是否長瘤，即泌乳激素瘤。泌乳激素瘤一般都小小顆，服用藥物就會好，若是比較大顆的瘤，就需要請神經外科醫師會診，評估是否需要進一步的手術。

高泌激素症使用傳統的藥物是 Bromocriptine（商品名是「Parlodel」），為一種麥角鹼衍生物，每天都要服用，1 天 1 顆，會有噁心、嘔吐、頭暈目眩、鼻塞、昏昏欲睡、疲倦、下腹痛、腳抽筋、便祕等副作用。另外，最近有新藥 Cabergoline（商品名是「Dostinex」）上市，只須 1 週服用 1-2 顆，副作用較小。

❤️ 經前保養卵巢，養膚、瘦身、補氣一次到位！

卵巢是很重要的女性器官，卵巢顧得好，女性荷爾蒙分泌正常，「內在」很美，外表看起來也不顯老。

1、經期前 1 週

月經來之前是養顏美容的好時機，堪稱黃金保養時期。除了維持良好的生活習慣外，也要固定運動，幫助汗水排除，除此之外，還可以透過飲食幫助身體提高代謝力。用老薑煮的紅棗枸杞銀耳湯是一道相當好的甜湯，富含植化素、玉米黃素、水溶性纖維、微量礦物質等，紅棗及枸杞的自然甜味也可以滿足女性嗜甜的需求。

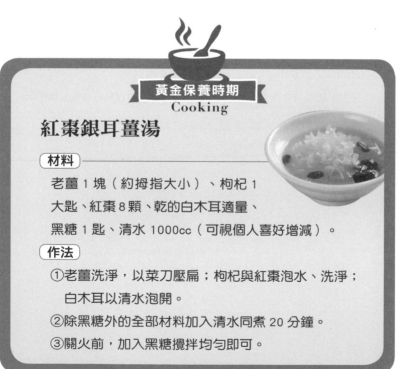

黃金保養時期
Cooking

紅棗銀耳薑湯

（材料）

老薑 1 塊（約拇指大小）、枸杞 1 大匙、紅棗 8 顆、乾的白木耳適量、黑糖 1 匙、清水 1000cc（可視個人喜好增減）。

（作法）

①老薑洗淨，以菜刀壓扁；枸杞與紅棗泡水、洗淨；白木耳以清水泡開。

②除黑糖外的全部材料加入清水同煮 20 分鐘。

③關火前，加入黑糖攪拌均勻即可。

2、月經期間

　　月經來時是女性荷爾蒙分泌較多的階段，這段時間若能適當補充蛋白質及脂肪酸，有助於胸部脂肪的堆積，建議可多食用富含天然脂肪酸的虱目魚與含皂苷成分的山藥，皂苷經過人體吸收作用後可產生類似雌激素的效果，但不會對荷爾蒙直接產生影響，對於女性荷爾蒙的分泌有幫助。

黃金保養時期
Cooking

山藥虱目魚湯

材料

山藥 1 塊（約 300 公克）、虱目魚 1/2 尾、紅棗 8 ～ 12 顆、米酒 1/2 碗、鹽適量、清水約 500cc（可視個人喜好增減）。

作法

①虱目魚洗淨，除去鱗片、內臟。
②山藥洗淨、削除外皮，切塊。
③紅棗泡水、洗淨。
④將全部材料放入電鍋，外鍋放 1 杯水，跳起，加鹽調味即可。

3、經期結束後 1 週

　　月經快來或是來時，體重會飆升，這是因為荷爾蒙作用的關係，比較容易水腫，其實等月經結束後，進入濾泡期，荷爾蒙進入另一個階段，此時的代謝能力及消化能力都是比較好的，所以利用這個時間減重，效果可以事半功倍。

黃金保養時期
Cooking

菇菇沙拉

材料

杏鮑菇 2 根（也可用水煮雞胸肉取代）、玉米粒 1/2 碗、牛番茄1 顆、黑木耳 2～3 朵、蒜頭 1 瓣、日式醬油 2 匙（可視個人喜好調整）。

作法

①蒜頭洗淨，除去薄膜，切碎後與日式醬油拌勻備用。

②杏鮑菇洗淨，水煮熟後手撥（或刀切）絲或薄片。

③番茄去蒂、洗淨，用加食用油的熱水　燙後（水中加點油，可幫助番茄中的茄紅素釋出），再切成薄片。

④黑木耳洗淨、切除蒂頭，以滾水　燙 30 秒撈起放涼，切長條狀。

⑤全部材料拌勻，淋上蒜頭醬油即可。

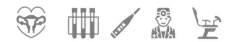

呵護私密處，
保養＆保健一次到位

··

　　私密處問題是許多女性說不出口的秘密！事實上，許多私密處困擾都是可以解決的，而且治療的結果通常都很令人滿意。

♥ 私密處老化、心血管疾病風險增加竟然與
女性荷爾蒙分泌減少有關？

　　女性的私密處老化與更年期後心血管疾病風險增加，都是因為**女性荷爾蒙（雌激素）缺乏所造成的結果。**

　　女性從 35 歲開始，女性荷爾蒙的分泌就會慢慢降低，此時，無論是外陰部或陰道都會感覺到明顯差異，譬如外陰部出現皺縮，陰道開始覺得比較乾澀並失去彈性和Q度，潤滑度也整個降低，尤其等 40 ～ 45 歲以後，或進入更年期（約 50 歲左右），卵巢功能急速下降，女性荷爾蒙（雌激素）分泌快速減少，私密處的老化會變得很明顯。

其實，女性荷爾蒙下降後，所有女性在青春期以後的特徵全部下降，功能全都變差，所以乳房會萎縮、腰圍變粗、皮膚變乾燥，子宮、卵巢與陰道也會萎縮，陰道的空間變狹窄、彈性變差、變乾燥，其中尤以彈性變差最令人頭痛。

另外，陰道表皮的細胞會從很多層變成單層，分泌潤滑液的功能會變得很糟糕，正常的陰道本身日常會分泌剛好足夠潤濕陰道而不會流出體外的分泌液，只有在排卵期才會有子宮黏液流出來，其他時候都只是剛好潤濕而已，可是到了更年期之後，陰道本身就不潤濕，日常就是乾的，這就是因為缺少女性荷爾蒙的關係，導致的私密處老化，發生性行為時，陰道因為撐不開，會感覺很痛，許多女性因此而排斥行房。其他，還會影響大小陰脣、陰蒂、外陰部也都萎縮，大小陰脣並會縮小。

女性荷爾蒙屬於脂溶性，太胖、脂肪太多的人通常都會有荷爾蒙代謝的問題。不過，**女性荷爾蒙具有保護心血管的功能**，女性在進入更年期後，高血壓、心臟病、心絞痛、中風等心血管疾病的風險之所以會慢慢增加，就是因為能夠保養心臟的女性荷爾蒙，在停經後，分泌減少了，少了它的保護，心血管疾病的風險就會增加。

很久之前，醫界就發現女性在停經前，發生心臟病的比率比男性少很多，但停經之後，發生心臟病的機率卻突然竄升，比男性高出甚多，即是因為失去女性荷爾蒙的保

護，以致心血管疾病開始增加，所以**抗老的關鍵其實是女性荷爾蒙。**

從進入更年期、停經，大約多久之後，女性會出現明顯的心臟血管疾病發生率攀升的現象？大部分的女性在平均 50 歲上下進入更年期，因此心血管疾病的發生率在此時風險也會增加。雖然飲食、運動與正常的生活作息對於降低心血管疾病、提升健康有幫助，但對於因缺少女性荷爾蒙而引起的心血管問題並無太大的助益，也無法延緩私密處的老化，追根究柢是女性荷爾蒙的關係，除非恢復血中女性荷爾蒙的濃度，否則無解。

針對私密處老化問題，目前醫界的作法是在局部塗抹女性荷爾蒙，若是針對全身性的更年期症狀則開立內服、塗抹（塗抹在肚皮或大腿內側）或貼的女性荷爾蒙，可全身作用。醫師在開立女性荷爾蒙的藥方時通常會考慮全身性的改善，不會只為降低心血管疾病或私密處老化問題而已，畢竟使用女性荷爾蒙還是有增加乳癌的風險及中風的機率。

由於女性荷爾蒙會讓血液凝集而容易導致中風，因此原本就有血管阻塞問題的患者必須審慎使用。另外，對於 35 歲以上的抽菸婦女也不建議服用避孕藥，因為 35 歲以上的人血液凝集問題比年輕時嚴重，加上避孕藥中含有女性荷爾蒙，抽菸本來就容易造成血液凝集，也就是血液容易凝固，不易散開，也就會增加中風的風險。

更年期後的婦女若有抽菸習慣，也不適合使用女性荷爾蒙，除非完全戒除抽菸習慣。目前，市面上已有植物性雌激素的保健食品，也是停經後女性可考慮使用，藉以減低輕度的更年期不適與心血管疾病問題。

❤ 私密處老化檢測：常穿緊身褲襪、窄裙？ 作息不正常？每符合一項，私密年齡加 3 歲？

隨著年紀增長，皮膚會老化、變乾燥、出現皺紋，其實，私密處也是一樣。進入更年期後，陰道也會變乾、變澀、變沒彈性，還會動不動就感染，實在很令人困擾。

事實上，私密處老化、感染的問題不只有停經後的婦女會煩惱，許多年輕女性因為愛穿緊身褲及褲襪，造成私密處悶熱，反覆感染，以致提早面臨私密處老化的問題。

不管是緊身褲、牛仔褲、窄裙或褲襪都會讓私密處的感染風險大增，例如陰道炎或尿路感染。另外，許多女性愛穿的丁字褲也因為會摩擦私密處，造成破皮，容易引起陰道感染。再加上不正常的作息與愛熬夜，以及愛吃高油脂、高糖分、油炸的食物，也都讓身體的免疫力下降，往往一遇到感染，就「完全崩潰」了！

要避免私密處提早老化或感染，最終極的辦法就是增進自己的免疫力。至於私密處已經老化了的婦女，可尋求專業醫師的協助，現在已有許多方法可以幫助私密處「回春」，例如陰道雷射、施打玻尿酸、局部塗抹女性荷爾蒙等，或許無法讓您回到 18 歲，但回到停經前的狀態仍是有可能的。

鄭醫師的婦科診療室

私密處老化大檢驗

□常穿褲襪、緊身褲或窄裙，私處經常處於悶熱的環境。
□嗜吃甜食，喜歡高熱量、高糖的食物。
□壓力大，作息不正常，經常熬夜。

全部沒有→私密處年齡 < 實際年齡

勾選☑ 1 項→私密處年齡 +3 歲
勾選☑ 2 項→私密處年齡 +6 歲
全部勾選☑→私密處年齡 +12 歲

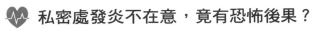

私密處發炎不在意，竟有恐怖後果？

　　抵抗力下降，私密處易感染！很多病原菌都會造成女性私密處感染，最常見的是黴菌，其次是細菌、滴蟲、披衣菌、人類乳突病毒（HPV）、疱疹病毒、陰蝨，不管是哪一種菌，都要自體的抵抗力不足才會受到感染，若抵抗力足夠，並不會造成感染，引發症狀。

黴菌

　　黴菌有 200 多種，陰道的黴菌以白色念珠菌為最常見，與導致香港腳的黴菌並不一樣，兩者並不會互相感染，所以將襪子和內褲一起清洗並不會導致陰部或陰道的黴菌感染。內褲是否有曬乾才是最重要的，因為黴菌無法在乾燥的地方生存，只要將內褲曬乾，黴菌便沒辦法生存，沒曬乾才會導致黴菌感染。

　　處女若有陰道感染，9 成以上都是黴菌感染。至於男生要得到黴菌還不太容易，因為乾燥的關係。

細菌

　　陰道的細菌怎麼來的？培養陰道內的細菌，最常見的是大腸桿菌，其次是腸球菌及淋病菌，前兩種細菌都是來自肛門，可見是個人清潔不佳與自身抵抗力不夠的關係。

Q 喝優酪乳可減少陰道黴菌感染？

A 喝優酪乳可以抵抗黴菌的觀念究竟從何而來？1970年代，有一位醫師在醫學雜誌上刊登了一篇文章，主張喝優酪乳可以降低陰道感染黴菌的機會，一時間頗受注意，但後來陸續有許多醫學研究及論文都推翻了此一說法，也證明了多喝優酪乳並無助於減少陰道的黴菌感染，但或許是商業性不足，這些證明優酪乳無助於減少黴菌感染的論文都被人們忽略了，至今為止，大多數的人仍以為喝優酪乳可以降低黴菌感染。

事實上，黴菌感染的主要原因是潮濕的環境與抵抗力不佳，只要改善這兩項因素，黴菌感染的困擾通常就會消失，飲用優酪乳並不會增加對黴菌的抵抗力。優酪乳真正有幫助的是對我們的腸胃道，對健康也很好。

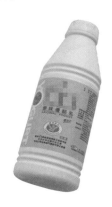

1、大腸桿菌與腸球菌

　　這兩種細菌之所以會跑到陰道內，主要是清潔的問題。由於陰道與肛門口的距離很近，大家都知道上完廁所要從前往後擦拭，但即使如此，稍有不慎，大腸桿菌與腸球菌依然會污染到陰道。其次，許多婦女習慣使用護墊，但並非每次如廁時都會更換新的護墊，而護墊會因為姿勢的變化而前後移動，便可能因此受到污染，細菌便藉由護墊跑到陰道，造成感染。此外，也許很多人未曾注意到，男女發生性行為時，偶爾男性的龜頭可能觸及女性的會陰部、肛門，再接觸到陰道時便將細菌帶入。

2、淋病菌

　　主要是透過性行為傳染。感染淋病菌，私密處會分泌黃膿狀的分泌物。男方得到淋病菌，症狀明顯，尿道會分泌黃膿狀分泌物，且小解時可能會感覺疼痛，因此比女性容易發現。

滴蟲

　　滴蟲是一種微生物，也叫作原蟲，必須經由性行為傳染。感染滴蟲，私密處會有白白的泡沫狀分泌物。

　　治療滴蟲必須使用專門的藥物。事實上，感染不同的病原菌，必須使用不同的藥物治療，藥物無法通用，所以有這方面問題的話，建議請專科醫師看診，正確判斷感染原因後，對症下藥才有效，自己去藥局購買成藥，不僅無

法對症治療，反而可能讓症狀越來越糟。

　　由於滴蟲屬於性傳染病，所以治療時必須雙方一起治療，甚至必須同一天服藥，才會有效。因為男方也很容易感染滴蟲，但症狀又不明顯，所以患者常以為只有女方中獎，男方沒事，事實上，只要是滴蟲，一定是雙方都有，若不同時治療、同一天服藥，就會造成雙方互相傳染，來來回回治不好（乒乓傳染）。

披衣菌

　　披衣菌又稱衣原體，是一種微生物，在陰道中的盛行率超過大腸桿菌、腸球菌與淋病菌，披衣菌與人類乳突病毒（HPV）可能是兩種人類最常見的陰道感染，也是目前所知傳染最廣的性病。

　　披衣菌的感染比較沒有明顯症狀，通常只有白白、水水的水狀分泌物，並不特別，所以通常較不容易引起注意，而疏於治療。

　　不過，要特別注意的是，披衣菌與淋病菌都可能引起不孕症，這兩種細菌特別容易向上逆行到輸卵管，引起輸卵管阻塞而引發不孕。披衣菌及淋病菌對生育功能的影響超出其他菌種。

人類乳突病毒（HPV）

　　人類乳突病毒（HPV）的盛行率非常高，統計上，一

生被感染的機率是 85%，換句話說，也就是 8 成以上的婦女一輩子中曾經感染過人類乳突病毒，所以發生率蠻高的。

感染人類乳突病毒的症狀很麻煩，也就是沒有症狀，所以並不易發現，除了少數第 6 型、第 11 型的人類乳突病毒會

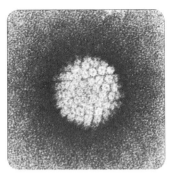
電子顯微鏡下的人類乳突病（HPV）

造成菜花（外陰部、陰道內都可能出現肉疣）之外，其他類型的人類乳突病毒都是造成癌前病變，如子宮頸癌前病變、陰道癌前病變、外陰部的癌前病變等，而癌前病變都沒有症狀，而它也不會造成白帶，所以常常患者罹患了人類乳突病毒也不明所以，唯一的檢驗方法就是抹片與人類乳突病毒檢測（HPV Test），不過抹片檢查的出來時通常已是癌前病變了，只有人類乳突病毒檢測（HPV Test）可以檢測出有無感染。

人類乳突病毒檢測（HPV Test）屬於自費檢查，健保不給付，通常到任一家婦產科診所都可以進行檢查。醫界建議 30 歲以上的女性都可以自行去做此項檢查。

若檢查結果為陽性（有感染人類乳突病毒），隔年必須再做一次檢查，確認病毒是否消失了，因為人類乳突病毒自動消失的比例很高，約 8 成左右會在 2 年內自動消失。但若連續 2 年都測得病毒，就要進一步做抹片檢查，確認

有無異常及確認是哪一型的 HPV 病毒，譬如 HPV 第 16 型的致癌率高，就必須做進一步的陰道鏡及切片檢查。若檢查結果為陰性（未感染），3 年後再做檢查即可。

疱疹病毒

疱疹病毒與陰蝨的感染大部分都發生在外陰部，不在陰道內。

疱疹病毒也是透過性行為傳染的，主要特色就是會反覆地發生。通常感染後，疱疹會從外陰部開始生長，尤其以小陰脣的黏膜及會陰部最容易出現，會長出一顆顆的小水泡，大約只有 0.1 ～ 0.2 公分大小，這些小水泡一旦破裂，就會引發強烈的疼痛，一般來說，1 個星期就會痊癒，但是很容易復發，只要抵抗力不好，譬如熬夜、失眠之後，就會再發生，無法根治，終生不會消失，只能進盡量降低復發率。

陰蝨

陰蝨也是一種微生物，是一種肉眼可見的寄生蟲，可見於陰毛靠近根部處（恥丘部），會有一隻隻黑色小蟲或白色蟲卵，不太會跑進陰道中，主要是經由性行為傳染。

陰蝨不會造成白帶或其他問題，主要症狀就是恥丘部會癢，因為陰蝨會咬皮膚，造成小小的紅疹，產生嚴重的搔癢感。要根絕陰蝨有兩種辦法，一是剃除陰毛，二是用藥。

引發私密處感染的病原菌

黴菌（白色念珠菌）

生物分類	真菌類
成因	◆ 潮濕的環境 如：經期間、懷孕（會有大量的分泌物）、行房後，以及穿著緊身、不吸汗的內褲或牛仔褲。 ◆ 抵抗力下降 如熬夜、失眠、糖尿病、懷孕、月經，以及罹患 AIDS、SLE 等免疫不全的疾病。 以上兩個因素須同時存在，罹患黴菌的條件才會成立。
症狀	◆ 私密處會癢。 ◆ 有白色、乳酪狀的分泌物，外觀稠稠的，非水狀。
預防 & 解決方法	◆ **做好個人清潔。** ◆ **睡眠充足，增強抵抗力。** ◆ **內褲要徹底清潔曬乾。** ◆ **穿著通風吸汗的內褲。** ◆ **在家中，睡眠時只穿裙裝，不穿內褲。**

細菌（大腸桿菌、腸球菌、淋病菌）

生物分類	細菌
成因	◆ 自行清潔時，不小心帶入。 ◆ 性行為時，接觸帶入。
症狀	◆ 私密處會癢。 ◆ 有黃黃、水狀的分泌物。 ◆ 感染淋病菌，會分泌黃膿狀的分泌物。
預防 & 解決方法	◆ **做好個人清潔。** ◆ **睡眠充足，增強抵抗力。** ◆ **如廁後，一定要從前往後擦拭。** ◆ **使用免治馬桶時，注意清水噴射的方向。** ◆ **衛生棉或護墊要經常更換，如廁後一定要換新。** ◆ **避免不安全的性行為。**

引發私密處感染的病原菌

滴蟲

生物分類	原蟲
成因	◆ 透過性行為傳染。
症狀	◆ 有白白的泡沫狀分泌物。
預防 & 解決方法	◆ **睡眠充足，增強抵抗力。** ◆ **避免不安全的性行為。**

披衣菌（又稱衣原體）

生物分類	衣原體
成因	◆ 透過性行為傳染。
症狀	◆ 有白白的水狀分泌物。
預防 & 解決方法	◆ **睡眠充足，增強抵抗力。** ◆ **避免不安全的性行為。**

人類乳突病毒（HPV）

生物分類	病毒
成因	◆ 主要透過性行為傳染。
症狀	◆ 除第 6、11 型的人類乳突病毒會造成菜花外，其他類型並無症狀。 ◆ 感染菜花，外陰部及陰道內都可能出現灰色尖頭小粒。
預防 & 解決方法	◆ **睡眠充足，增強抵抗力。** ◆ **避免不安全的性行為。**

引發私密處感染的病原菌		
疱疹病毒		
生物分類	病毒	
成因	◆ 透過性行為傳染。	
症狀	◆ 出現 0.1 ～ 0.2 公分的小水泡潰瘍。 ◆ 疼痛。	
預防 & 解決方法	◆ **睡眠充足，增強抵抗力。** ◆ **避免不安全的性行為。**	
陰蝨		
生物分類	原蟲	
成因	◆ 主要透過性行為傳染。	
症狀	◆ 私密處會癢，恥丘部皮膚出現紅腫的小疹子。	
預防 & 解決方法	◆ **做好個人清潔。** ◆ **睡眠充足，增強抵抗力。** ◆ **將陰毛剔除乾淨。**	

使用公共廁所會不會感染人類乳突病毒（HPV）？

感染人類乳突病毒（HPV）比率最高的是 20 幾歲的年輕女性，尤以 10 幾歲到 30 幾歲者最多，也就是性活躍的世代感染率最高。

假使人類乳突病毒的感染來源主要是公共廁所的話，那麼感染者應該以小女孩及老太太最多，因為年紀的關係，

可能行走動作較不穩定，使用公共廁所時，陰部較容易接觸到馬桶坐墊，感染到病毒，至於其他年紀族群則動作穩定，反而會注意避免讓陰部接觸到公用馬桶，所以應該較不會感染到人類乳突病毒，但事實上卻相反，可見人類乳突病毒的主要感染源並非來自於公共廁所。

但也有相關研究顯示，在早晨 8 ～ 9 點間，公共廁所打掃過後去檢測廁所的門把、馬桶、水龍頭，發現 HPV 數值幾乎等於 0，但到了下午 4 ～ 5 點左右再去檢測 HPV 數值，卻發現 HPV 的數值相當高，簡直到處都是 HPV 病毒，可見 HPV 病毒可藉由人手傳佈，因此常洗手很重要。

約有一半的男性在如廁後不洗手直接開關門把，把 HPV 病毒遺留在門把上，傳染給下一個使用者。建議如廁前後都應該洗手，我常說如廁前洗手是衛生問題，如廁後洗手是道德問題。洗完手後，千萬不要再用乾淨的手去關水龍頭，最好是隔著一張擦手紙或衛生紙關水龍頭、開關門，才不會又將 HPV 病毒帶到手上。

HPV 病毒並不是只能經由性器官傳入，也可能透過飛沫傳染、接觸傳染，譬如感染 HPV 病毒的手去摸過眼睛、鼻子、嘴巴後，病毒就會經由這些部位的黏膜進入人體內。

HPV 病毒會造成的癌症可多了，不是只有子宮頸癌而已，其他還有口腔癌（與 HPV 病毒的相關性 50%）、咽喉癌、肛門癌、陰莖癌、陰道癌、外陰癌等，其中以子宮頸癌和 HPV 病毒的相關性最高，高達 99.7%。

曾有一個案例，一位男性患者因鼻腔內長滿菜花而就醫，經檢驗後發現鼻腔中與其陰莖的病毒是一樣的，可見是手部觸摸過自己的陰莖後未洗手就直接碰觸鼻孔，而將HPV病毒帶入鼻腔黏膜而導致。因此，我向來主張每個人都應該自備乾洗手或稀釋酒精，隨時自我消毒，並盡量避免徒手取食。

　　很久以前，北歐也做過一項關於三溫暖的研究，研究人員檢測三溫暖客人坐墊上的大毛巾，發現毛巾下方接觸到公共區域的部分會潮濕並能檢測出HPV病毒，但毛巾上方接觸人體的乾燥部分則檢測不出HPV病毒，半小時至1小時之後再重新檢測一次，結果依然相同。也就是說，在乾燥、乾淨的環境下，HPV病毒無法存活，因此只要維持手部的乾淨與乾燥，就能夠有效避免HPV病毒的傳播。

鄭醫師的婦科診療室

安全洗三溫暖或泡溫泉的方法

- 挑選每日清洗、換水，流動的溫泉水池。
- 下水前沐浴時，先用沐浴精或洗髮精與清水清洗過池邊自己預定坐下的位置。
- 中途休息時，用乾淨且乾燥的大毛巾（最好是兩層）墊在身體下方，身體不直接接觸休息座位。

♥ 女生也有包皮（陰蒂附近）問題？

女性的陰蒂上方覆蓋了一層包皮，日常沐浴時必須注意翻開來清洗，以免藏污納垢。皮膚較敏感或容易過敏的婦女可使用市售的私密處專用洗劑，這類專用洗劑的 PH 值是 5，符合私密處為弱酸性的要求，不會刺激皮膚，但也是建議只要過敏症狀解除，就可以停止繼續使用專用洗劑，使用一般香皂及清水來清洗就可以了。

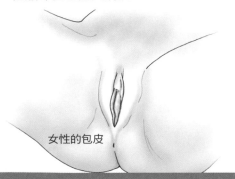

鄭醫師的婦科診療室

Q 女性要如何清洗陰蒂包皮？

A
- 用手揪住陰蒂的皮膚向上拉，讓陰蒂上的包皮向上翻起。
- 再使用溫毛巾輕輕地擦洗，包括小陰唇兩側的褶皺部位也需要清洗。

女性的包皮

私密處常常長青春痘，令人好害羞又不知所措！

門診中很常見年輕女性因為私密處長出青春痘而來求診，根據觀察，許多私密處會長青春痘或發生毛囊炎的女性，穿著上多半有通風不良的問題，通常喜歡穿著較緊身的內褲、衣裙或牛仔褲等，讓私密處長期處於悶熱潮濕的環境。其次，體型上較肥胖、喜歡吃高脂肪食物、患有糖尿病等可能都是原因。

對於這項困擾，即使暫時使用藥治癒，長遠上若不改善穿著方式或做好衛生管理、減輕體重，未來還是會一直反覆發生。建議衣著材質與款式以透氣、通風、吸汗為佳，並且避免緊身、不透氣的衣著，做好身體清潔，並保持充足睡眠，提升抵抗力，如此應可減少私密處長青春痘或毛囊發炎的困擾。

 私密處洗乾淨，消除異味，遠離婦科疾病！

女性的私密處具有自淨作用，正常情況下，會自動保持在PH3.5～4.5的弱酸性環境裡，因此並不需要特別清洗。

但還是有些狀況令女性感覺苦惱，這時使用私密處專用的清潔保養品清洗私密處，確實能有效減少難言之隱，譬如陰道炎嚴重的婦女，連續一週又癢又不舒服，想和老公恩愛也不方便，若使用專用清潔保養品清洗私密處，可降低發炎引起的不適感；還有月經老是不結束，拖了好幾

天還滴滴答答，雖然經血量不多，還是得用護墊，加上炎炎夏日，私密處難免有異味，清洗過後可減少經血帶來的異味；另外，發生親密關係後，精液遺留在陰道中，會有淡淡的腥味，使用私密處專用清洗保養品沖洗陰道，的確可以解除異味。

建議有需要時，可以使用私密處專用清洗保養品來照顧自己的私密處，但狀況一旦解除，就不要再使用了。事實上，面對這些狀況，最好的私密處保養法還是睡眠充足、增進抵抗力與維持私密處通風良好，這些惱人問題自然自然消失。

鄭醫師的婦科診療室

Q 如何消除私密處異味？

A 私密處會出現異味主要是因為潮濕、悶熱或是感染的關係，尤其炎炎夏日裡，悶熱的下半身總是帶給許多女性困擾，建議盡量穿著透氣、吸汗的內褲及通風的裙裝。

若是很容易流汗的女性，不妨隨身多攜帶一、兩件透氣、吸汗的內褲，只要有需要就更換，並且勤於沐浴。

至於坊間流傳的使用生理食鹽水、可樂等沖洗陰道是絕對不建議的，這是錯誤的作法。

私密處保養，過度清潔是大忌？太常清洗，私密處反而容易乾燥！

正常狀況下，女性陰道內會呈現 PH 值約 3.5～4.5 的弱酸性環境，酸性不僅有助於益菌生長，還可以抑制害菌生存，但若過度清潔，就會破壞掉陰道內原本的弱酸性環境及正常菌叢，不僅會讓私密處變得比較乾燥，還會導致陰道內的益菌都死光光，令原本酸性的環境傾向中性或鹼性，剛好適合害菌生長。

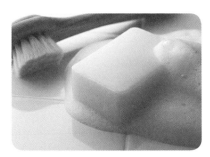

勿過度清潔，破壞正常菌叢

 ## 台灣氣候潮濕，洗完澡用吹風機吹一吹，可防止私密處過度悶熱潮濕？

由於台灣氣候非常潮濕，私密處難免容易悶熱，尤其長期坐辦公室的女性及整天坐著上課的女學生，即使穿著通風、透氣又吸汗的內褲與裙裝，仍然可能因為長時間坐姿造成私密處悶熱潮濕而引發不適，甚至感染。

所以洗完澡後不妨用吹風機稍微吹乾私密處，但要注意吹的時候要距離至少 15 公分，以免燙傷，或使用冷風吹拂更好。甚至在家時，可以只穿著外裙，不穿著內褲，讓私密處完全透氣。

此外，內褲也很重要，除了要選擇吸汗、透氣的材質外，清潔也要做好，每日勤更換、勤清洗，最重要的是要徹底曬乾，若能經過陽光曝曬，自然殺菌最好，若無陽光可曝曬，可以使用烘乾機或吹風機徹底烘乾、吹乾，但不要掛晾在浴室中陰乾，因為浴室中難免有濕氣，容易滋生黴菌，附著於內褲上。**內褲清潔最大重點就是徹底曬乾**，而不是一定要用什麼洗劑清洗，事實上，只要洗乾淨，並且有徹底曬乾，即使和襪子一起洗也不是問題。

私密處真的需要特別的保養品嗎？

市面上出現越來越多標榜「弱酸性」、「私密處專用」的清潔用品，或保養品，使用這些產品，對私密處會比較好嗎？

事實上，健康的女性並不需要特別使用這些產品，使用一般的香皂或沐浴乳天天清潔外陰部就可以了，因為女性的陰道能夠自行恢復酸鹼值，例如生理期間或發生性行為後，由於血液與精液的 pH 值略高於 7，受其影響，陰道環境會暫時從弱酸性轉為鹼性，但之後就會再恢復為原來的弱酸環境，因此並不需要特別清洗，甚至應避免使用清水或任何清潔用品來灌洗陰道，或將手指探入陰道內清洗，這麼做反而可能將陰道內的益菌沖出，破壞私密處的安全環境，請記住，無論何時，都不應自行灌洗陰道。

那麼，什麼情況下，才需要使用私密處專用的清潔或保養品？

1、私密處出現異味。

2、發生細菌性陰道炎時，可輔佐藥物使用。

3、發生不安全的性行為（沒有使用保險套）後。

4、私密處出現搔癢、刺激、敏感、紅腫等不適時。

　　建議使用前可先徵詢婦產科醫師的意見。總之，維持私密處乾爽、透氣，避免穿著緊身衣物，如緊身褲、窄裙或丁字褲等，可以減少陰部的摩擦，才是最適當的保養之道。

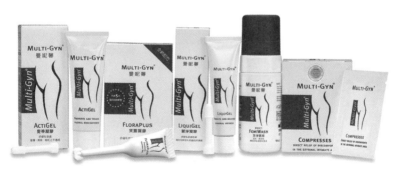

挑選適當的私密處清潔保養品並適當使用

❤️ 婦女憋尿容易尿道、陰道、泌尿道感染？

女性的尿道口其實是陰道口前端的一部分，兩者緊緊相連，相距不過 0.5 公分左右，實際上，兩者都包在小陰脣裡面。臨床上，婦科醫師就發現許多性行為發生的同時也會把尿道口捲入陰道中，因此，若一方發生感染，難免會影響到另一方。

女性的尿道感染大部分是因為憋尿造成的，男性尿路感染則多半是有性傳染病的關係。女性的尿道很短，只有 4 公分長度，而尿道口通常都有細菌，這些細菌會從尿道逆行向上去尋找尿液中的營養成分，尤其憋尿時，細菌更容易逆行而上到膀胱，一旦發現滯留的尿液，就等於獲得營養支持其生存，便會在膀胱裡寄居下來，所以憋尿憋得越久，細菌會滋生越多。**若只要有強烈的尿意，就應該去如廁，膀胱中不滯留尿液，細菌得不到營養成分，就活不下去，也就不會發生尿道炎。**

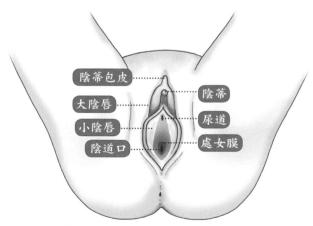

陰蒂包皮 ⋯⋯⋯⋯⋯ 陰蒂

大陰脣 ⋯⋯⋯⋯⋯ 尿道

小陰脣 ⋯⋯⋯⋯⋯ 處女膜

陰道口 ⋯⋯⋯⋯⋯

尿道口與陰道口相距甚近，難免會互相影響

至於男性，因為尿道比較長，長約 17 公分，所以細菌不容易逆游到膀胱，自然較不容易得到尿道炎。

　　女性之所以容易得到尿道炎，一方面是因為天生構造的關係——尿道太短；另一方面則是因為經常憋尿，或許是公共設施普遍不佳，造成許多女性習慣性憋尿，回到家才能安心如廁，甚至是少喝水，以免必須跑廁所。

　　還有一項原因也是與女性的生理構造相關，就是尿道與陰道靠得太近，以致陰道的感染常常合併尿道感染，例如陰道黴菌感染沒治好，就要懷疑是否有黴菌跑到尿道，引發感染，若懷疑有這種情況時，通常醫師會停止給予患者治療陰道黴菌感染的陰道塞劑，改開立口服性的消炎藥物，同時治療陰道及尿道的黴菌感染。

　　要避免尿道炎就是不要憋尿，尤其是已經出現強烈尿意時，還繼續憋尿半小時，甚至 1 小時，如此一來，尿道就感染了。尿道感染的速度是很快的，只要持續憋尿 1 小時，幾乎都會造成尿道炎。**尿道反覆感染，遲遲不癒，也可能引發陰道感染，甚至可能連帶影響骨盆腔，造成骨盆腔發炎，輸卵管阻塞，導致不孕。**

Q 據說，喝蔓越莓汁可以減少尿路感染是真的嗎？

A 一般情形下，大腸桿菌會附著於膀胱壁上，造成膀胱炎，但研究顯示，蔓越莓汁並非能夠殺菌，而是其中的成分可以讓大腸桿菌無法附著於膀胱壁，並隨著尿液帶出體外，因而改善膀胱炎。重點還是不憋尿，多飲水、多排尿才不會感染尿道炎。

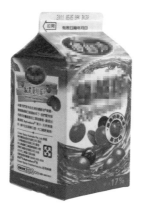

適量喝蔓越梅汁，可改善膀胱炎

❤️ 反覆陰道炎，是因為甜食？跟飲食有關？ 血糖過高要小心陰道炎反覆發生？

與其說是甜食造成陰道發炎，應該是患者本身有糖尿病的關係。糖尿病患者因為免疫力下降，且陰道潮濕（一般來說，糖尿病患者通常較肥胖，容易流汗，所以私密處較容易潮濕），因此容易反覆黴菌感染。

同理，紅斑性狼瘡、風濕性關節炎、AIDS 等的患者因為免疫力低下的關係，罹患陰道炎的機率也會比較高。

臨床上，糖尿病併發長期陰道及外陰感染的患者，其外陰部會呈現粉紅中帶紫的顏色，表皮脆弱，由此可判斷其經常處於黴菌的感染之下。

通常**只要糖尿病問題控制良好，陰道炎的問題就可以獲得良好的改善**，甜食充其量只能說是陰道炎的間接因素，並非引發陰道反覆發炎的真正直接原因。

Q 如何增進免疫力？

A 謹記以下 5 個訣竅

（食用富有抗氧化物的食物） 老化的關鍵是體內的自由基傷害我們的身體，多食用抗氧化食物，也就是抗老食物，自然能幫助身體清除過多的自由基，恢復活力，例如花椰菜、香蕉、南瓜、紅蘿蔔等都是很好的抗氧化食物。富含維生素 A、C、E 及茄紅素、花青素的蔬果，皆應多攝取。

（規律運動） 運動有助於免疫力上升，並且能維持良好體態，避免肥胖。不知道自己適合什麼樣的運動、一次該運動多久及運動頻率的人可以參考衛福部國健署的肥胖防治網／快樂動網頁（https://obesity.hpa.gov.tw/TC/Sports.aspx）。

（每天睡眠 7 小時） 這裡是指深度、高品質的睡眠，良好而充足的睡眠是免疫力的基礎保障，睡眠不足或品質不好，免疫力一定會下降，因此要避免熬夜或失眠。

（保持樂觀的心情） 焦慮、悲觀、煩惱的心情都會造成免疫力下降，樂觀、愉快的情緒有助於大腦中的腦內啡分泌，增進免疫力。

（維持愉快的性生活） 統計 20 ～ 60 歲的人，每週有二～三次性生活的人，其免疫力是比較好的；若每週只有一次或完全沒有性生活者，其免疫力是比較差的。因此，我們鼓勵任何年紀的人，只要可以，都應該維持固定而愉快的性生活，視個人情況而定，即使每週或每月只有一次也比沒有好。

PART 2

想孕、慢老從
保養卵巢開始

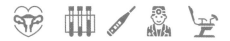

卵巢早衰

　　卵巢是女性重要的內生殖器官也是女性性腺，正常大小約 3 公分左右，雖左右各一，但大多數人都是右側稍微大一點。其主要功能是排卵與分泌女性荷爾蒙，平時並不容易感受到它的存在，只有發生病變時，才會出現一些明顯的症狀，引發注意。

　　卵巢可分泌動情激素（又稱雌激素）和黃體素等荷爾蒙，造就女性特徵、幫助受孕著床或月經來潮。由於現代人生活、工作壓力大，多外食，營養不均衡，不少女性的卵巢功能都提早老化，加上子宮內膜異位症患者年年增加，動過卵巢手術的女性也不少，這些原因都會影響卵巢功能早期衰退，造成不孕及影響老化。

何謂卵巢早衰？定義？症狀分析？

　　正常狀態下，女性在 45 歲～ 50 歲左右時，卵巢功能才會加速衰退、進入更年期，而真正停經的年齡，目前在

台灣平均是 52 歲左右，但近年卻發現卵巢早衰的患者增多了，我甚至有一位患者 18 歲時第一次來找我，當時已經停經 4 年，細問之下才知道，她 12 歲時就已經來月經，14 歲時便已停經，大概是全台灣最早停經的患者，但因為停經的時間太久，所以也無法幫助她恢復月經。

所謂「卵巢早衰」也就是卵巢早期衰竭，醫學上定義卵巢早衰必須符合腦下垂體及卵巢荷爾蒙都異常、停經 1 年以上、年紀低於 40 歲三項條件。在台灣，目前 40 歲以下的女性約 1%、30 歲以下約 0.1% 有卵巢早衰的問題。

卵巢早衰的原發性原因目前尚且不明，但臨床發現家族遺傳、暴露於放射線下、曾接受過化學藥物治療、卵巢動過手術、受過傷或是生活壓力、不良生活習慣等都可能造成後天的卵巢早衰。

臨床上，卵巢早衰的初期症狀包括：無法正常排卵、經血量減少、月經期變短、月經週期變短、經期不規則、月經延後、閉經、不孕、提早出現更年期症候群症狀等。

其中應特別注意並非因為壓力、環境改變等特別原因，而使經期提早且經血量減少的現象，例如經期從原本 30 天的循環縮短為 26 天或是更短，又或者原本 5 ～ 7 天的經期突然減為 3 天或更短的情形等，都需特別留意。

卵巢衰退自我評估表			
分 數	年 齡	經期提早	出血天數
0	25 歲以下	規律	不變
1	26 歲～28 歲	1 天	減少 1 天
2	29 歲～31 歲	2 天	減少 2 天
3	32 歲～34 歲	3 天或 3 天以上	減少 3 天
4	35 歲～37 歲	提早一陣子後，又回復規律	只來 1 天，量少
5	38 歲～40 歲	提早一陣子後回復規律，並逐漸延長	擦拭時才有血絲
得 分			

注意事項：

一、經期提早與出血天數減少者，以最近 6 個月內出現
3 個週期以上判斷才有意義，且須沒有婦科疾病史，
例如卵巢囊腫切除手術等。

二、5 分以下表示可能正常，5 ～ 10 分表示可能輕度衰
退，10 ～ 15 分表示可能中度至重度衰退，但仍需
請醫師評估較準確。

卵巢早衰能否復原？如何減緩衰退的速度？

卵巢衰退經過治療能否復原？答案是不能。

截至目前為止，還沒有方法能夠恢復卵子的庫存量，卵子沒了就是沒了，充其量，只能努力延緩卵巢衰退的速度，譬如維持充足睡眠、規律運動、作息正常、不熬夜、保持心情愉快、多食用新鮮食材、少食用加工食品、充分飲水、遠離空污染與化學毒物等。有必要的話，甚至應考慮荷爾蒙補充療法，或植物性的荷爾蒙營養補充劑。未來，也許可以透過幹細胞療法，使已經衰退的卵巢回春，不過目前尚未能做到。

 壓力太大，小心卵巢早衰！

工作與家庭的雙重壓力以及長期焦慮、憂鬱的情緒都會為女性帶來極大的精神壓力，常導致月經失調、內分泌紊亂等症狀，影響卵巢的正常功能，甚至誘發卵巢早衰！

除壓力問題外，現代女性喜歡穿緊身褲，加上上班久坐、經常熬夜等，也都會影響骨盆腔的血液循環。

緊身褲、久坐會讓血液循環停滯，並影響三種荷爾蒙的分泌及干擾一種神經系統：

1、**性荷爾蒙**（如雌激素），會導致月經會亂掉。
2、**類固醇**，本來類固醇的分泌在晚上會獲得休息，如果熬

夜，就沒辦法休息，所以類固醇波動時，情緒波動也會很大。

3、**褪黑激素**，有助於適當放鬆及情緒緩和，若受到影響，睡眠周期會整個被打亂。

4、**副交感神經**，一旦被打亂會引起心悸、腸胃蠕動不好，容易脹氣，情緒受到影響。

這三種荷爾蒙和副交感神經都會間接影響卵巢的功能，骨盆腔的血液循環良好，子宮、卵巢的功能自然好，卵子也會存活的久一點。

🫀 如何評估卵巢功能？是不是出現早衰問題呢？

AMH 全名為 anti-mullerian hormone（抗穆勒氏賀爾蒙），是一種醣類蛋白，由卵巢的顆粒細胞分泌，可忠實反應卵巢內卵子的總數量，正常值是 $2 \sim 6\mu$ g/l，並可作為預測卵巢儲備功能的指標。AMH 值越高，卵庫存量越大，對刺激排卵的反應越佳，懷孕成功的機率自然會比較高，相反地，AMH 值越低即表示卵巢功能越差，卵庫存量不理想，成功懷孕的可能性越低。

AMH 值每年都有變化，並非始終恆定，女性在 35 歲之後，AMH 值便會急速下滑，36 ～ 38 歲間變化最劇烈，可說是生育的關鍵期，年過 40 歲以後，多數人可能剩不到

$1\mu g/l$，卵巢就開始步入警報期了。

AMH 可經由抽血檢驗，藉以預測卵巢功能、卵子的數量。成年女性體內的 AMH 濃度，不受其他女性荷爾蒙影響，不管月經週期的第幾天，濃度都維持穩定，檢驗血液中的 AMH 濃度，便可評估卵子庫存的狀況，準確度佳。

不過，AMH 值雖然可以告訴我們庫存卵子的數量，卻不代表數值越高，卵子的品質越好。基本上，卵子品質好壞還是與年齡的關係比較大，因此即使是 AMH 值低的年輕女性還是可能懷孕，因為卵子品質也許比較好；年紀較長的女性，卵子品質遠不如年輕時，加上 AMH 值又低的話，對懷孕的影響確實比較大。

〔 **女性卵子庫存量評估** 〕

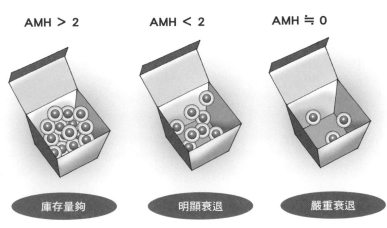

AMH ＞ 2	AMH ＜ 2	AMH ≒ 0
庫存量夠	明顯衰退	嚴重衰退

AMH 檢測的優勢

- 隨著年齡增加或卵巢功能衰退，AMH 可明確反應出卵巢衰退的徵兆，便能更早驗出卵巢的退化。
- AMH 不受月經影響，隨時都可檢驗，濃度都一樣穩定。
- 年齡不必然是造成卵巢衰退的兇手，透過 AMH 的檢查，卵巢功能提早衰退的女性可以提早發現，提早治療，保住「生機」。

♥ 卵巢早衰還可以懷孕嗎？

卵巢早衰是不是就沒有懷孕的希望，其實也不一定。卵巢早衰分卵巢早期功能不良（Premature Ovarian Insufficiency）與完全沒有排卵（Premature Ovarian Failure）兩種，若為後者，可能就無法懷孕，但若是前者，雖然艱難，但還是有懷孕的可能。

曾有一位 34 歲的婦女來找我看診，想再生第二胎，但已經停經一年，實在很困難，催經後雖然月經又來了，但服用排卵藥卻不排卵，只好建議她多吃新鮮蔬果、牛奶、蛋黃等食物並補充維生素 A、C、E 及微量元素，1 年後竟然懷了第二胎。根據臨床統計，婦女最好在 35 歲前懷孕生產，38 歲以後，卵巢急速老化，就會大大地影響生育機會，所以想懷孕還是要趁早。

Q 如何自我判斷排卵？

A 排卵期的跡象：

- 內診時發現子宮頸的透明黏液很多，甚至可能多到沾濕內褲，黏液變多有助於精子溯游而上與卵子結合。黏液從開始增加到結束約 3～5 天，以排卵日最大量，過了排卵日，黏液便慢慢變少。內診時黏液具有牽絲性（Spinnbarkeit），可拉長到 5～7 公分，幾乎可到達陰道口的長度，而不會斷掉；當黏液可拉到 7 公分的長度時即表示排卵日到了，建議想要懷孕的夫婦可藉此判斷排卵日期。

- 有些人排卵期會出現微量的點滴狀出血。

- 有些人會在排卵時，腹部左側或右側突然一陣劇痛或微痛，痛的那一刻就是卵子排出來時。

- 剛排卵後的 3～5 天內，超音波可能照到腹腔內有微量的積液或稱腹水，排卵後，基礎體溫會上升。

- LH（黃體形成刺激素）分泌量在排卵前的 24 小時會突然竄高，此時經由尿液或血液的排卵偵測試紙可偵測出來。若經由唾液排卵偵測試紙，若排卵，可發現羊齒狀（ferrn pattern）的唾液。

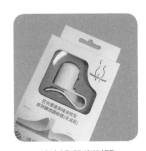

唾液排卵偵測器

♥ 卵巢早衰與幹細胞療法？

幹細胞是一種具自我複製能力的多潛能細胞，科學研究發現，幹細胞可透過分化卵母細胞抑制卵泡凋亡來修復受損卵巢，換句話說，幹細胞移植可生成有功能的卵母細胞和卵泡細胞，治療早衰的卵巢。

臨床上，卵巢早衰的幹細胞治療最常用的幹細胞類型是間質幹細胞，這種幹細胞具有「歸巢」屬性，透過靜脈注射移植後，會自行遷移到功能衰退的卵巢中，並在卵巢中繼續生長，促進卵泡再生、更新，修復卵巢功能，停止繼續衰退。

目前，中國大陸號稱有使用幹細胞療法治療卵巢早衰而成功懷孕生產的案例，是否真實，有待學術界確認，不過這的確是一個可行的方向。

巧克力囊腫
（子宮內膜異位瘤）

子宮內膜異位症發生在卵巢，起初只是點狀，逐漸「聚沙成塔」，形成子宮內膜異位瘤。由於會隨著月經週期而和正常的子宮內膜一樣出血，瘤會越長越大，並且裡面充滿了巧克力色黏稠狀的月經血，因此有另一名稱為「巧克力囊腫」，也有人乾脆稱之為「月經瘤」。

♥ 巧克力囊腫也可能是卵巢癌？

女性若在排卵期間沒有受孕著床，子宮內膜就會剝落，形成月經，排出體外。這些剝落的子宮內膜組織若跑到卵巢，即形成子宮內膜異位瘤，也就是俗稱的巧克力囊腫。罹患巧克力囊腫，不一定會出現症狀，經血量也不見得會變多，通常是在月經來前數日會出現點狀出血，之後月經就來報到，生理期過後又連續數日出現點狀出血，然後整個經期才正式結束。

至於超音波判斷的巧克力囊腫也可能是卵巢癌嗎？

絕大多數超音波診斷為巧克力囊腫，開刀後都會確診是巧克力囊腫，但有極少數在開刀後卻發現竟然是卵巢癌！為何子宮異位症或巧克力囊腫會轉變成卵巢癌呢？因為子宮內膜異位組織附著於卵巢上，隨著月經週期出血，引起發炎，造成卵巢細胞異常。

　　雖然子宮內膜異位症本來就是卵巢癌的致病因子之一，有兩種卵巢癌（亮細胞癌和子宮內膜狀細胞癌）都來自於子宮內膜異位症，而卵巢癌患者大多有子宮內膜異位症的病史，只是未受到注意，或未接受治療而繼續惡化為卵巢癌。

　　沒有生育是卵巢癌的重要致病因子，約 1/3 不孕女性就是因為患有子宮內膜異位症的緣故，所以無論是巧克力囊腫或子宮內膜異位症的患者在開刀治療後仍必須定期追蹤，每半年追蹤一次，做抽血檢查 CA-125 及陰道超音波檢查，追蹤後若連續幾年都沒有復發，可徵詢醫師意見是否改為 1 年追蹤一次即可。

〔巧克力囊腫〕

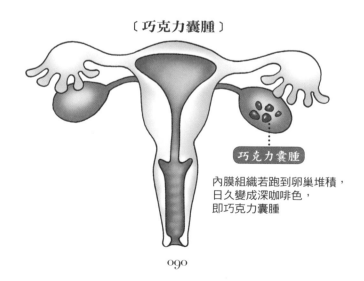

巧克力囊腫

內膜組織若跑到卵巢堆積，
日久變成深咖啡色，
即巧克力囊腫

即使停經後，原來患有巧克力囊腫或子宮內膜異位症的婦女，罹患卵巢癌的機會還是比一般人高，須特別注意，尤其在接受治療並經過一段時間後，又出現如未治療前的經痛等症狀，應懷疑巧克力囊腫或內膜異位症的問題是否復發，更需要提前檢查，如有必要，甚至可自費做防癌檢查。

巧克力囊腫除了讓妳痛經竟有可能癌變！

基本上，巧克力囊腫是一種卵巢的囊腫，也是一種良性瘤，不過大約有 0.7～0.8% 的機率，手術完取出來的標本，經送病理化驗，卻是卵巢癌。1997 年，瑞典的 Briton 指出，子宮內膜異位症患者，10 年發生癌症的機率是 3.5%，為一般婦女的 1.2 倍，其中乳癌的機率是 1.3 倍（0.8%）、卵巢癌是 1.9 倍（0.1%）、血癌是 1.4 倍（0.1%）。更重要的是，他發現如果對原本就有的巧克力囊腫（內膜異位瘤）置之不理的時間越久，日後發生卵巢癌的機率也隨之增高到一般人的 4.2 倍！

內膜異位症造成的卵巢癌有以下幾點特徵：

1、可能一直沒有症狀。

2、成長快速。

3、直徑在 10 公分以上較多。

4、因壓迫引起下腹疼痛。

5、有時會破裂。

6、突然發生不同的症狀，如腹部漲痛，疼痛位置改變等。

因此，超音波掃描告訴您是巧克力囊腫，尤其是 3 公分以上的，最好是早點摘除囊腫比較安心！

🫀 巧克力囊腫影響生育，長期不孕如何改善？ 到底要不要手術？

巧克力囊腫在什麼情形下需要馬上治療？又什麼情形可以暫時不予理會？巧克力囊腫合併不孕症究竟開刀好或不開刀好？

有人主張，小顆的巧克力囊腫若沒有症狀，可以不予理會。雖然子宮內膜異位合併癌化的機率不到 1%，不過，由於卵巢癌的存活率偏低，因此，最重要的應該是及早發現，及早處理。

一旦發現有巧克力囊腫，即使囊腫小於 3 公分以下且沒有症狀，不想動手術立即摘除，也應該好好追蹤，當囊腫增大且變大的速度不慢時，就必須提防有惡化的可能，得盡快安排手術。更何況巧克力囊腫變得越大時，通常殘存的正常卵巢組織也剩下越少了。

至於巧克力囊腫合併不孕症，開不開刀必須依照每位患者的實際情況來決定，年輕（年紀小於 35 歲）、卵巢卵泡庫存量多、單側卵巢有巧克力囊腫、有疼痛症狀、之前沒有因為子宮內膜異位症開過刀、超音波特徵有惡性腫瘤的可能，或子宮內膜瘤快速變大，都可以考慮開刀治療；反之，則考慮不開刀，而盡早做試管嬰兒治療。

贊成開刀的人，主要是考量兩方面原因，首先，巧克力囊腫有 0.7 ～ 0.8% 惡性腫瘤的機率，但要開刀才能確定診斷，並且開完刀之後，有 30 ～ 67% 的機率可能自然懷孕，所以也能同時解決不孕症的問題。

　　而不贊成開刀的人，主要是考量開完刀暫時還是不方便懷孕的患者，例如未婚婦女，手術後不懷孕復發率高。由於傳統上，卵巢開刀，需要電燒止血，雖然目前已出現最新的組織修復凝膠（須自費，約 2 ～ 4 萬元，健保不給付）可取代電燒止血，但開越多次刀，對卵巢組織的破壞越多，就越難懷孕。臨床統計發現，若進入試管嬰兒的療程，開過刀的懷孕率和沒開過刀的懷孕率分別是 34% 及 38%，所以開刀的效果幫助不大或甚至更差。此外，開過刀者所需要的排卵藥劑量較多、刺激的時間較長，但是取卵數目卻較少；雙側都有巧克力囊腫而接受開刀治療者，有 2.4% 的機率會造成卵巢早期衰竭，綜合考量上述原因，不贊成開刀者多認為罹患巧克力囊腫的不孕症患者應該直接做試管嬰兒。

　　即使只有子宮內膜異位，沒有巧克力囊腫（子宮內膜異位瘤），或囊腫已開刀摘除，也不宜掉以輕心，事實上，有不少病例是在停經後才轉化為卵巢癌或腹膜癌（Peritoneal Cancer）！因此，千萬不能忽略巧克力囊腫轉變成癌症的潛在威脅，需要長期追蹤才能安心。

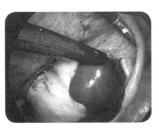

卵巢巧克力囊腫

止血封合抗沾產品的比較

產品	生物止血劑	組織修復凝膠	封合抗沾凝膠
主要成份	雙重止血成分： ◆ 具有專利的明膠顆粒 ◆ 凝血酶	高濃度血液凝血因子： ◆ 纖維蛋白原 ◆ 凝血酶	兩種聚乙二醇聚合後形成具生物相容性的合成水凝膠
適用狀況	作為手術過程中各種出血狀況的止血輔助。	作為手術過程中的止血輔助物，並達到組織黏著，封合，及促進傷口癒合的功能。	作用在縫線之封合止血、降低組織沾黏形成之嚴重程度及範圍。
安全性	◆ 美國 FDA、歐盟 CE 及台灣 TFDA 等各國主管機關認可。 ◆ 國內各大醫療院所已累積多年的使用經驗驗證。 ◆ 國際血液製劑大廠監控製成的先進生物性止血劑。	◆ 國際使用歷史長達 40 年。 ◆ 台灣引進至今 15 年，安全應用於各大手術，如神經外科、心臟外科、婦產科等手術。 ◆ 國際血液製劑大廠監控製成，經雙重滅菌方式後，原裝從歐洲進口至台灣。	◆ 經過歐盟 CE 及台灣 TFDA 認可。 ◆ 美國 FDA 通過其於外科手術使用，已長達 10 多年的時間。
臨床效益	◆ 縮短麻醉時間。 ◆ 保留卵巢及子宮的功能。 ◆ 降低與出血相關之風險。 ◆ 幫助患者提早恢復日常生活。	◆ 降低術後出血的風險。 ◆ 減少與鄰近組織直接接觸而形成沾黏的可能性及程度。 ◆ 加速手術後的組織修復。 ◆ 幫助患者提早恢復日常生活。	◆ 噴霧完整包覆組織 3D 無死角降低沾黏。 ◆ 預防手術後的針孔滲血。 ◆ 可隨子宮生理性收縮。 ◆ 對玻尿酸過敏者也可以使用。

注意事項：以上產品須經醫師處方指示使用，若需進一步了解，請洽詢專科醫師。

多囊性卵巢症候群

多囊性卵巢症候群的發生率很高,是育齡女性常見的內分泌疾病,也是女性不孕症的主要原因之一,估計發生率約占育齡女性的 5%。臨床症狀包括月經失調、經血量少、排卵次數少或不排卵,外表常有長青春痘、肥胖、多毛、雄性禿等困擾,並且罹患糖尿病、心血管疾病、子宮內膜癌的機率也比一般人高。

❤ 何謂多囊性卵巢症候群?如何改善?

多囊性卵巢症候群(Polycystic ovary syndrome,PCOS)為幾種症狀合併發生的症候群,主要症狀包括:

1、慢性無月經或少月經,長期不排卵。

2、青春痘、多毛症或血中男性荷爾蒙(雄性激素)濃度上升。

3、超音被檢查有卵巢體積增大超過 10 c.c.(10ml),或卵巢 2 ～ 9mm 的濾泡有超過 12 個。

以上三項條件中,只要有兩項符合,即可稱為多囊性卵巢症候群。

正常狀況下，女性在月經週期到第 5 天之後，就會註定那個週期只有一顆卵泡會發育成熟，其他卵泡會逐漸萎縮；但多囊性卵巢症患者的兩邊卵巢裡，會長出許多小囊（內含卵子），這些小囊的大小約 2 ～ 8mm，最大不超過11mm，這些卵泡無法順利發育，自然也無法排卵受孕，長期下來，更出現月經不規則、肥胖、多毛、青春痘、頭皮油、皮脂漏、禿頭等症狀，甚至影響生育。

〔 **多囊性卵巢** 〕

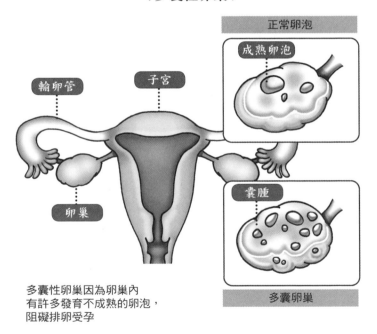

輸卵管　子宮　正常卵泡　成熟卵泡

卵巢　囊腫

多囊卵巢

多囊性卵巢因為卵巢內
有許多發育不成熟的卵泡，
阻礙排卵受孕

卵巢若無法正常分泌荷爾蒙，腦下垂體便會察覺卵巢功能未適當發揮，接著就會分泌不正常的 FSH（濾泡刺激荷爾蒙）和 LH（黃體生成荷爾蒙），導致血中黃體生成荷爾蒙（LH）含量比一般女性高。此外，胰島素接受器製造基因異常、類固醇製造基因異常或基因異常引起肥胖等，也會增加血中胰島素，刺激卵巢組織製造更多的男性荷爾蒙（雄性激素），這些原因都可能造成多囊性卵巢症候群。

多囊性卵巢症候群的發生和生活型態關聯很大，飲食不均衡、不運動、抽菸等，再加上原有的體質因素，很容易造成此症。解決之道就是養成良好的生活習慣，包含維持適當體重、避免吸菸、降低壓力、多運動，以及飲食均衡，減少甜食、精緻澱粉的攝取。建議平日飲食選擇全穀類為主食，避免食用飽和脂肪酸或是反式脂肪酸，選擇白肉（家禽、魚肉）而非紅肉（牛肉、豬肉），多攝取杏仁、香蕉、深綠色蔬菜等，以補充足夠的鎂和鉀元素。

❤️ 血糖過高對懷孕會有影響嗎？多囊性卵巢症候群是不是會抑制排卵？

多囊性卵巢症候群的成因不只一種，如前文所述，許多基因異常都可能引起多囊性卵巢症候群，如胰島素接受器製造基因異常、類固醇製造基因異常、引起肥胖的基因都會引發多囊性症候群。

多囊性卵巢症候群的患者較易對胰島素產生抗拒力（insulin resistence），身體組織或細胞對於胰島素的反應性會下降，迫使人體分泌更多胰島素，以維持血糖正常，引發「代償性高胰島素血症（compensatory hyper-insulinemia）」效應，這是一種類似糖尿病的症狀。

多囊性卵巢症患者並非絕對不孕，而是因為不易排卵或根本不排卵，懷孕機會當然會減少，加上血液中雄性素及 LH 荷爾蒙（黃體生成荷爾蒙）增加，會影響卵子的品質，故受精懷孕後容易流產。

驗出多囊性卵巢症候群，怎麼做才能順利受孕？

沒打算懷孕的多囊性卵巢症患者可服用抗男性荷爾蒙較強的避孕藥，如黛麗安（Diane-35，健保有給付），有助於調經，及改善多毛、長青春痘等困擾；此外，也可使用黃體素來調經，避免月經週期過長，子宮內膜增生太厚。

想懷孕的患者則可服用 Clomiphene，這是一種排卵藥，由每天 50 ～ 100mg 開始服用，持續 5 天，約開始服藥 7 ～ 10 天後就會排卵，可以用超音波及觀察子宮頸黏液變化檢測排卵日期，按表操課行房，或直接在服用完排卵藥後的第 5、7、9 天，各同房一次。如果另一半無法配合，可考慮改做人工授精。

此外，以胰島素敏感藥劑治療，有助於增進細胞的胰島素利用率，減低胰島素需求，血中胰島素的量就會下降，卵巢自然分泌較少的男性荷爾蒙（雄性激素），便可恢復排卵，回復生育能力；而男性荷爾蒙分泌下降，也能夠減輕體重、減緩臉部與身體的毛髮生長速度。

♥ 多囊性卵巢症候群要小心是子宮內膜癌？

多囊性卵巢症候群的影響，不只有月經不規則、月經次數過少或無月經、偶發性的月經過多合併大量陰道出血及不孕症而已，還隱藏了許多健康危機，多囊性卵巢症候群患者因為長期排卵不固定或慢性不排卵，子宮內膜長期暴露於動情素的單向刺激下，缺少黃體素制衡，久而久之，發生子宮內膜增生或是子宮內膜癌的機率大增。

♥ 經期混亂痘痘臉，多囊性卵巢難根治？

許多治療無效的青春痘患者都患有多囊性卵巢症候群，由於多囊性卵巢症候群的影響，導致身體分泌較多的男性荷爾蒙，引起青春痘滋長，不只臉部、背部，有時連胸部、大腿內側及會陰處都會長青春痘。

除了青春痘、多毛之外，過多的男性荷爾蒙還會隨著血液循環全身，造成黑色棘皮病或黑色角化病（acanthosis

nigricans），在腋下、胯下或皮膚容易皺摺的部位，會出現過度色素化（hyperpigmentation）。

多囊性卵巢症候群引起的青春痘、多毛症、黑色棘皮病等症狀要痊癒，就必須先將多囊性卵巢症候群治癒，首先要減重，然後配合醫師進行治療，多囊性卵巢症候群好了，青春痘自然就會好。

♥ 減重可以改善多囊性卵巢症候群嗎？

體重過重（肥胖）與多囊性卵巢症候群關聯甚大，約40% 的多囊性卵巢症候群患者都有體重過重的問題。肥胖常導致性腺荷爾蒙結合球蛋白（SHBG）減少，血清中游離睪丸酮（unbound testosterone）濃度增加，而出現男性化的表徵。

肥胖的人，其周邊脂肪組織也會將男性荷爾蒙轉化為動情素，增加慢性動情素刺激的機會，使得月經異常的發生率大幅提高。

有肥胖問題的多囊性卵巢症候群患者，月經間隔會拉更長，血中的男性荷爾蒙濃度更高，對於排卵藥物的反應也較差。只有透過嚴格的飲食控制及增加運動量，才能避免肥胖使血中胰島素增加的惡性循環。

卵巢腫瘤及癌症

　　卵巢腫瘤多為良性的卵巢瘤，包括生理性的卵巢濾泡水瘤、黃體囊腫、單純漿液性水瘤、單純黏液性腫瘤、子宮內膜異位瘤、成熟性囊狀畸胎瘤及纖維瘤等。但卵巢腫瘤也可以是惡性腫瘤，惡性的卵巢瘤就稱為卵巢癌，可能來自上皮性表層細胞（epithelial cell）、生殖細胞（germ cell）、基質細胞（stromal cell），有可能是其他器官的癌症轉移到卵巢。

　　根據衛福部「民國 106 年臺灣地區癌症主要死亡原因」統計，卵巢癌造成 644 人死亡，占所有女性癌症死亡人數之第 11 位。有人把卵巢癌和肝癌相提並論，說它們都是「沉默的殺手」。姑且不論腫瘤是良性或惡性，須注意，卵巢腫瘤可能發生於各年齡層的女性身上，所以勿因年輕而小覷，也不能因年紀大而輕忽。

　　據統計，罹患卵巢癌的患者，平均 5 年存活率約為 40 ～ 45%，大部分患者均在疾病治療完成的 2 年內復發甚至死亡。因此，是否能夠早期發現卵巢癌並及早加以治療，是重要的課題。

♥ 卵巢腫瘤要注意，當心是遺傳體質！

罹患卵巢囊腫的女性，幾乎各個年齡層都有，但以20～50歲的女性居多。若有下腹不適或脹痛情形持續2週以上，使用腸胃藥依舊不能改善，最好立即掛號婦產科，安排超音波檢查及抽血檢驗。

卵巢囊腫大多無症狀，少部分會有下腹疼痛的情形發生，如果囊腫因為外力，如較激烈的性行為，而發生破裂（這種情形通常發生在下次月經將來之前的10天之內，是黃體囊腫破裂），則可能有下腹部劇烈疼痛，或腹腔內出血過多，甚至休克的現象。

♥ 發現卵巢囊腫，需要立即開刀切除嗎？

卵巢囊腫大部分是良性的，即使手術下來的病理標本，也只有10%的卵巢瘤是惡性的，更何況許多不必手術的小囊腫都是良性的，最常見的是黃體囊腫、濾泡囊腫等功能性的卵巢囊腫，除非長很大，否則多無症狀，患者不容易發現，所以多半是在門診時照超音波偶然發現的。

功能性囊腫在臨床追蹤4～8週後，多半會消失，可以在月經過後重照一次超音波即知。不過囊腫有時會產生破裂，而且它破裂的機會比起其他良性或惡性的腫瘤還要高。還有一些水瘤，是單純囊腫（Simple cyst），則不會在追蹤中自然消失。

水瘤小於 5 公分時，可以只追蹤觀察，大於 5 公分且合併有腹痛、經痛或下腹不適感，此時就必須接受醫療處理，尤其超過 8 公分的水瘤，幾乎都不會自行消失，可做腹腔鏡手術切除。不過大多數的卵巢水瘤體積不大，並不需要手術，只要追蹤檢查得當就可以避免無謂的恐慌，甚至不必因此而白挨了一刀。

　　綜合考慮腫瘤大小、超音波檢查結果、症狀、年齡和生育意願等，除非是惡性的癌症，才會考慮切除整個卵巢，否則盡可能只切除腫瘤，以免萬一日後不幸另一側卵巢也長出腫瘤，又需要進行另一次手術，造成卵巢組織不足，可能導致不易懷孕及提早停經。

經期量變多、次數多或是嚴重貧血、經期大亂，當心恐是癌症前兆！

　　卵巢癌之所以惡名昭彰，是因為**卵巢癌的早期症狀就是沒有明顯的症狀！**發生在卵巢的腫瘤通常以良性居多，較常見的有畸胎瘤、巧克力囊腫、水瘤等，而發展為卵巢癌的機率，在台灣地區，約每 10 萬個人中有 4 個人可能發展卵巢癌。

　　而截至目前為止，仍只有不到一半的病例能夠在第一期就被診斷出來，大多數的病例通常發現時，已經到第 3

期了，尤其是 50、60 歲以上的病例，更是高達 3/4 的比率在第 3、4 期才能夠被診斷出來，所以等到發現時往往已經太遲。

卵巢癌進展慢的，有可能會變很大，但是進展快的，可能等不到變大，就已經變嚴重了。換句話說，只有惡性度低的，才會慢慢成長至變很大後才被發現，大顆的卵巢腫瘤是良性腫瘤占多數；但惡性度高的，多數也不會在早期就造成患者的不適，例如腹水很多、貧血等。

仔細分析卵巢癌患者的臨床症狀，可發現約 **9 成以上的患者在被診斷出卵巢癌之前的數個月或數週，就經常感覺腹部腫脹、脹氣、食慾減退、體重異常減輕等不適症狀，或腹壁、肚臍、腹股溝、頸部出現不正常的腫塊，並且常見腹水與四肢水腫的毛病**，不過因為陰道沒有異常出血的現象，所以患者多半會誤以為是腸胃方面的毛病，常常第一個念頭就是檢查腸胃方面有無問題，但就不會想到是卵巢的問題，等到檢驗出癌症指數過高、有惡性腫瘤的跡象之後，才會被轉診到婦科做進一步的檢查與治療。

卵巢因潛藏於腹腔之內，不易檢查、不易觸及，當這些症狀出現時，這個疾病在腹腔內已經呈現瀰漫性的擴散與轉移，不但後續的治療上（手術清除腫瘤、化學治療）十分困難，預後也較差。

更誇張的是，許多長了卵巢腫瘤、卵巢癌的婦女，整個肚子腫得像顆球一樣，卻自以為是發福，卯起來做仰臥起坐、有氧舞蹈、韻律操，結果不但沒減到肥，肚子反倒是越來越大。不要輕易忽視任何來自身體的警訊，只要有不正常的下腹部疼痛、下腹有壓迫感、腹脹不適、經痛或自己觸摸到腹部有不明的硬塊，尤其有持續 2 週以上的下腹不適或脹痛且經服用腸胃藥未見改善，請馬上到婦產科檢查一下，通常照個超音波就可以看出是不是卵巢腫瘤在作怪，此外抽血檢查 CA-125、HE4 檢測也可以協助診斷。

至於沒有這些不適問題的熟年女性，不妨趁著每年做子宮頸抹片檢查時，請醫師順便內診、檢查骨盆腔，曾有案例因而意外發現有卵巢腫瘤或子宮肌瘤的跡象。

如果家族中有人罹患過卵巢癌或本人有危險因子，最好在每年抹片檢查時，請醫師特別注意內診，必要時做陰道超音波和 CA-125、HE4 檢測。如果能「早生貴子」，甚至餵母奶，或使用幾年口服避孕藥，則是個預防卵巢癌發生的好方法。

發現卵巢癌的 9 個線索

脹氣	腹部腫脹	下腹疼痛
消化不良 食慾減退	頻尿	體重 異常減輕
出現腹水 四肢水腫	腹壁、肚臍 腹股溝、頸部 有不正常腫塊	停經後出血

預防卵巢癌的方法

- 早生貴子。
- 餵母奶。
- 長期不孕者、子宮內膜異位患者、有卵巢癌家族史者，35 歲以後每年做兩次陰道超音波掃描及抽血檢測 CA125、HE4。
- 服用口服避孕藥。
- 下腹不適超過 2 週以上，且腸胃科治療無效，速至婦產科檢查。

哪些婦女族群比較容易得到卵巢癌？

卵巢癌是 105 年國內女性癌症死因第 7 名，而卵巢癌的發生不容易預期，也不容易早期診斷，而且一旦被發現，常常已是癌症末期，因而素有「隱形殺手」之稱號。

卵巢癌好發於沒生過孩子、初潮來得早（11 歲以前）、月經停得晚（52 歲以後才停經）、長期（1 年以上）打針或服用排卵藥者的婦女，但使用排卵藥且後來懷孕生子者，就抵銷了排卵藥的不利影響。

女性每懷 1 胎，卵巢可休息 10 個月，再加上哺乳半年到 1 年，可休息 18 至 24 個月，懷孕生育及哺乳，可降低卵巢癌發生率。一般來說，生過好幾個孩子或多次懷孕過的婦女與生育、懷孕次數少的婦女相較，罹患卵巢癌的機會較低，因為卵巢不停地排卵比較容易導致卵巢癌，而懷孕生產正好可以讓卵巢休息，如果能餵母奶，因為延長月經暫停的時間，也可以減少卵巢癌的發生。

至於家族中有人罹患過卵巢癌的女性，雖然風險比一般人高，不過因為卵巢癌仍多屬偶發性而非遺傳性的癌症，真正家族性遺傳的卵巢癌，大約只占卵巢癌發生率的 10% 以下。

卵巢癌好發的高危險族群
發生原因與預防之道

危險族群	發生原因	預防方法
未曾生育過	沒生育，卵巢會一直排卵，卵泡不斷地破裂、修復，導致基因突變，或有致癌物質從卵泡的破裂處進入卵巢內，造成卵巢癌的機率越高。	◆ 哈佛大學的研究顯示，服用避孕藥1年，可降低10%的卵巢癌罹患率，服用5年可降低50%的罹患率。 ◆ 不生育的女性最好在醫囑下服用口服避孕藥，讓卵巢暫時休息。
初經來得早 （11足歲前） **停經停得遲** （52足歲後）	卵巢排卵的時間比一般人長，罹患卵巢癌的機率越高。	◆ 服用幾年避孕藥或多生幾胎，以減少罹患卵巢癌的機率。
連續打針或服用排卵藥1年以上	排卵藥本身並不會致癌，但使用排卵藥時，卵巢每個週期會排出不止一個卵子，造成更多破裂處，產生卵巢癌的機率就更高。	◆ 盡快懷孕生子、哺餵母奶，讓卵巢休息，抵銷排卵藥的不利影響。
有卵巢癌的家族病史	家族中若有人罹患過卵巢癌者，同家族女性罹患的風險會從1.6%上升到5～7%，比一般人高，不過這些仍屬偶發性（sporadic）而非遺傳性（inherited）卵巢癌。	◆ 做基因檢測。 ◆ 35歲以後，每3～6個月做陰道超音波及CA-125、HE4抽血檢查。

卵巢癌好發的高危險族群 發生原因與預防之道		
危險族群	發生原因	預防方法
乳癌患者	卵巢癌和乳癌一樣都是受荷爾蒙刺激而形成腫瘤，根據研究發現，卵巢癌和乳癌有一個共同的基因 BRCA1，使乳癌患者罹患卵巢癌的機率是一般女性的 2 倍。	◆ 做基因檢測。 ◆ 每 6 個月做陰道超音波及 CA-125 抽血檢查。
子宮內膜異位症患者 （含巧克力囊腫）	亮細胞癌和子宮內膜樣腺癌，目前被認為和子宮內膜異位症有很大關係，而子宮內膜異位症引起異位瘤的女性，發生卵巢癌的風險是一般婦女的 2 至 3 倍。子宮內膜異位組織經常會附著在卵巢上，最常見的是產生所謂的「巧克力囊腫」，因為巧克力囊腫包含著子宮異位的細胞發生的出血，引起發炎可能會造成卵巢細胞異常。	◆ 每 6 個月做陰道超音波及 CA-125 抽血檢查。

另外，根據國民健康署調查也發現，卵巢癌死亡率增加也與國人飲食西化和肥胖問題有關，因此多食用健康飲食及多運動，降低罹患卵巢癌的風險。

❤ 吃排卵藥會更容易得到卵巢癌嗎？

有一說卵巢癌與排卵有關。卵巢排卵後，卵巢就會破洞受傷，需要修補，從初經來、開始排卵之後，直到停經為止，這樣的受傷及修補過程，大約會重複 400 次，排卵次數越多，修補的地方也越多，卵巢表面（表層上皮）的細胞異常增殖，就易形成卵巢癌。排卵藥本身並不會致癌，但使用排卵藥時，卵巢往往每個週期不只排出一個卵子，卵巢需要修補的破裂處就更多，發生卵巢癌的機率也就隨著提高。

使用排卵藥後，若能夠順利懷孕，懷孕期間月經不會來，也不會排卵，反而能幫助降低罹患卵巢癌的機率，抵銷了排卵藥的不利影響，孕後若繼續哺餵母奶一段時間，延長月經不來的時間，更能減少卵巢癌的罹患率。

〔排卵與卵巢癌的關係〕

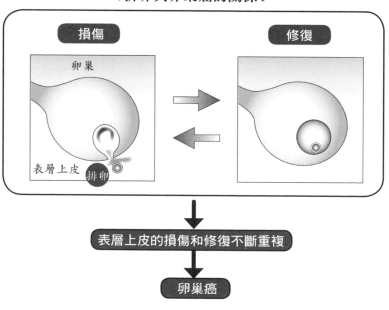

● 保養卵巢及輸卵管的方法

卵巢保養好，女人慢老；輸卵管保養好，揮別不孕。

卵巢保養

(01) 作息正常，不要常熬夜，避免失眠。

(02) 適度紓緩壓力。

(03) 如果必須照腹部 X 光或電腦斷層掃描，盡量選在月經來之後 10 天之內。

(04) 多吃蔬果，並適量補充微量元素和抗氧化物。

(05) 適度運動且少吃油炸食物，再胖，BMI 也不要超過 27。

(06) 不能過度運動或過度節食，BMI 不能低於 18，體脂肪不宜低於 22%。

(07) 有卵巢良性囊腫必須摘除時，盡可能不切除一側卵巢，而是只切除囊腫。

(08) 摘除卵巢囊腫時，盡量使用止血生物製劑，少用電燒止血。

(09) 巧克力囊腫手術後務必密切追蹤，復發時非不得已盡量不再開刀，多數的狀況下藥物治療可以是首選。

(10) 盡可能在 35 歲之前完成生育。如果想要凍卵，38 歲之前為佳，35 歲之前更好。

(11) 不擅自購買使用中草藥保健食品。

(12) 多囊性卵巢症候群患者如果還不想懷孕時，應使用口服避孕藥讓卵巢休息，而非使用排卵藥刺激卵巢去提升卵巢癌機率。

(13) 懷孕及哺餵母乳均可以暫停月經，也讓卵巢休息不排卵，降低卵巢癌發生率。

(14) 如果有卵巢囊腫，尤其 5 ～ 10 公分的中型大小，勿玩呼拉圈、體操或劇烈轉身的運動。

(15) 常有週期性黃體囊腫者，月經來前 1 週左右，亦即黃體期的中間，性行為勿太激烈，特別避免女上男下姿勢和傳統姿勢女方膝胸式。

輸卵管保養

(01) 避免不安全的性行為是避免輸卵管阻塞的首要工作。

(02) 月經乾淨 2 天之後才進行子宮輸卵管攝影（HSG）。

(03) 月經過期並確定受孕時，月經過期 1、2 週即做陰道超音波掃描，輸卵管未破裂、早期子宮外孕有很大的機會保住輸卵管。

(04) 月經期最好不要有性行為，若一定要，不宜太激烈。

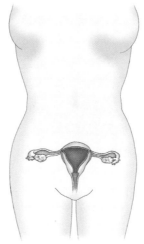

卵巢、輸卵管都是女性重要器官，做好保養很重要！

PART 3

呵護子宮
遠離病痛

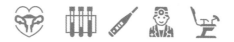

子宮肌瘤

子宮肌瘤也就是子宮的肌肉層裡長出瘤來，最常見的就是長到肌肉層裡去，但是向子宮外長的也是子宮肌瘤。

傳統上，子宮肌瘤分為黏膜下肌瘤、漿膜下肌瘤、子宮肌肉層肌瘤三種，另外，還有不長在子宮體的肌瘤，例如寬韌帶內肌瘤、子宮頸肌瘤（8型）。

較新的分類方式是由世界婦產科聯盟（FIGO）頒佈的，將子宮體的肌瘤分為9種類型。（如下圖&P.115圖）

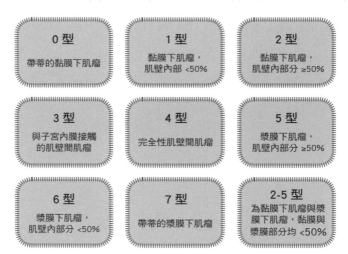

經血量異常，檢查發現是子宮肌瘤！

顧名思義，子宮即「孩子的宮殿」，主要功用為孕育下一代，形成月經並不是子宮最主要的目的，但會受卵巢荷爾蒙的節制而形成月經、剝離。

女性朋友一生中可能遇到的子宮疾病，包括子宮肌瘤、子宮肌腺症、子宮內膜異位症、子宮內膜息肉、子宮內膜增生、子宮內膜癌、子宮頸癌等。在台灣，30世代的女性，約4人中就有1人有子宮肌瘤問題，40世代以上的女性更高達40%有子宮肌瘤問題。

台灣30歲左右的女性約有20%有子宮肌瘤問題，而隨著年齡，有此問題的人也越來越多，甚至40歲以上的女性40%有子宮肌瘤。子宮肌瘤常見以下幾個問題：

1、月經期拖長，不易乾淨
2、經血量非常多
3、慢性貧血
4、頻尿
5、排尿困難
6、便祕或分多次才能排便乾淨

此外，有些子宮肌瘤也會影響年輕女性懷孕的機會。

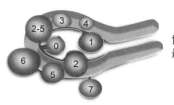

世界婦產科聯盟的最新子宮肌瘤分型

經血量過多或經期時間拖長是肌瘤的常見症狀，其中尤以黏膜下型，亦即長在子宮腔內的最為嚴重，常常不過是 1 ～ 2 公分的肌瘤，即已引發嚴重的症狀。至於肌肉層內型則多半要長到 4 ～ 5 公分以上，才會出現較明顯的症狀，有些甚至長到 7 ～ 8 公分了，也不一定會出現症狀。而漿膜下型因為是向子宮外部（亦即骨盆腔中）生長，因此，通常也不會造成月經量過多的問題。所以，子宮肌瘤會伴隨經血量異常多半是黏膜下型或肌肉層的子宮肌瘤，但不管是哪一種類型，都建議盡早就醫，選擇合適的治療方式。

〔 **子宮肌瘤的類型** 〕

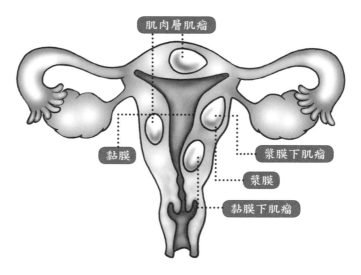

子宮肌瘤的傳統分類及生長位置

頻尿可能就是子宮肌瘤？

子宮肌瘤的另一個症狀是「頻尿」，這是因為肌瘤變大後，會壓迫到膀胱所致，就和有子宮極度前傾問題及懷孕時容易頻尿一樣的道理，主要是膀胱受到壓迫才引起小便次數增加，通常在清除肌瘤後，頻尿的症狀就會消除或減輕。有些巨大的子宮肌瘤則造成解尿困難，甚至腎臟水腫，皆因腫瘤壓迫效應所致。

但若子宮後屈且肌瘤是長在子宮後壁的位置，或者是肌瘤向後方骨盆腔生長，則會壓迫直腸、肛門，而可能造成大便解不乾淨或便祕的症狀，此時則要先解除肌瘤問題，症狀才能獲得改善。

 ## 病患變胖，可能是子宮肌瘤作怪？

很多人以為自己變胖，其實是長瘤；也有不少人自以為長瘤，卻只是變胖而已。但請注意，如果只有肚子變大，身體其他部位都不胖，就應該懷疑有骨盆腔腫瘤。

事實上，許多女性的婦科腫瘤都是被另一半或美容師發現的，可見平時經常摸摸按按還是有效的。不過，要特別提醒喜歡按摩或 SPA 的女性，過程中美容師或按摩師會不斷地按壓，小顆肌瘤並不會因此破裂，但若是超過 10 公分大小的卵巢瘤，則有可能在大力重壓下破裂或是扭轉，產生劇痛，因此若有卵巢瘤的婦女應特別注意，或提醒按摩師按摩時避開腹部或減輕力道。

Q 婦科腫瘤可以自我檢查嗎？

A 平躺，雙腿彎曲回來，肚皮變鬆，摸肚子若感覺有一團東西，就可能有婦科腫瘤問題。請注意，這種方式能夠觸摸得到的婦科腫瘤大多已經是 8 ～ 10 公分以上的大腫瘤，因此只要有觸及任何突起，無論觸感是否很明確，都應盡速就醫確診。

子宮肌瘤需要開刀嗎？藥物如何治療？海扶刀是最新的治療方式嗎？

醫學上，對於 5 公分以下、沒有症狀的肌瘤，主張追蹤就好，而 5 公分以上的肌瘤也不是非開刀不可。換句話說，子宮肌瘤的主要治療原則是，只要肌瘤未引起膀胱及大腸的壓迫症狀或大出血，通常並不需要特別的治療，只要定期追蹤即可。

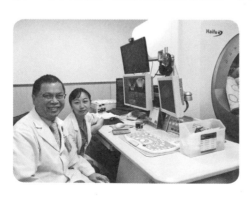

不過，自從有了海扶刀之後，由於這是無刀口的手

術，因此許多專家主張 3 公分以上的肌瘤皆可以治療，以減輕婦女的心理負擔。

子宮肌瘤的藥物療法

子宮肌瘤目前並沒有特效藥可完全治療，目前的藥物都屬於荷爾蒙類的療法，只能暫時降低或阻止人體製造動情激素或是讓動情激素無法發揮作用，而讓子宮肌瘤縮小，但治療效果大多屬於暫時性的，只要停止使用藥物，肌瘤就會繼續生長、變大，因此，藥物療法主要仍作為輔助治療。

常用於治療子宮肌瘤的藥物為荷爾蒙製劑——「腦下垂體激素促進素」（GnRH 或 LHRH）製劑，商品名為 Leuplin、Buserelin、Zoladex 等，原本主要使用於不孕症治療，由於會造成類似停經期的狀態，子宮肌瘤會因此縮小。但是此藥也會造成更年期的不適症狀，且一旦停藥，肌瘤又會恢復原來的大小，因此不建議使用於子宮肌瘤的長期治療，況且這種藥物須自費，健保並不給付。

不過，有些醫師會利用此種藥物來縮小巨大的子宮肌瘤之後，再進行微創手術，以縮小手術的切口，較有利於術後恢復。

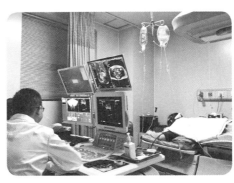

海扶刀子宮肌瘤消融手術中

● 子宮肌瘤的新藥──恩惜膜（Esmya）

　　恩惜膜口服錠為一種合成具活性的口服選擇性黃體素受體調節劑，2017 年 7 月才在台灣正式上市，主要使用於患有中等至嚴重程度子宮肌瘤症狀的生育年齡成年女性，作為手術前治療或間歇性治療之用。可直接作用於子宮內膜，具有改善出血、減少疼痛、改善生活品質、縮小肌瘤體積、緩解相關症狀等優點。

　　恩惜膜的一個標準療程是 3 個月，療程開始時必須在月經來時就開始服藥（見紅就可以服藥），但第 2 或第 3 個月不需要等月經來，直接接續服藥即可，服藥期間，月經會暫停，服完 3 個月的恩惜膜後停藥，等約 25 天，月經就會來，讓月經完整走乾淨，如需要繼續服藥，於停藥後的第 2 次月經來時再開始服藥，最多可用至 8 個標準療程。

使用對象

患有中等至嚴重程度子宮肌瘤症狀的生育年齡成年女性。

常見副作用

頭痛、暈眩、腹痛、噁心、痤瘡、肌肉骨骼疼痛、熱潮紅、骨盆腔疼痛、卵巢囊腫、乳房觸痛／疼痛、疲倦、體重增加等，但發生率不高。

禁忌對象

- 未滿 18 歲的青少年。
- 正在懷孕或哺乳中的女性。
- 有非因子宮肌瘤引起的陰道出血。
- 患有子宮癌、子宮頸癌、卵巢癌、乳癌等的患者。

注意事項

- 須不會對主成份 ulipristal acetate 或恩惜膜的其他成分過敏。
- 同時間不能使用荷爾蒙類的避孕藥物。
- 若患有肝、腎疾病或氣喘者等，須事先告知醫師。
- 有使用治療心臟病、癲癇、細菌或黴菌感染、HIV（人類免疫缺乏病毒，或稱愛滋病）感染及憂鬱症等藥物，需事先告知醫師，以免產生交互作用。
- 與心臟用藥（如 digoxin）、預防中風及血栓的藥物（如 dabigatran）、過敏性鼻炎、蕁麻疹等治療用藥併服時，必須間隔 1.5 小時。
- 不能與葡萄柚汁併服。

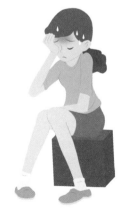

可能引起頭痛等不適的副作用

子宮肌瘤的手術治療

　　若子宮肌瘤情況嚴重，已引起經血過多、子宮大出血、嚴重貧血等下列症狀，必須考慮積極的手術治療：

1、有明顯的不適症狀，如月經量太大、月經期太長、貧血、頻尿、排尿困難等。

2、雖然持續追蹤檢查，卻仍日益快速變大。

3、停經後，反而更明顯變大。

4、長期不孕，且無其他因素影響。

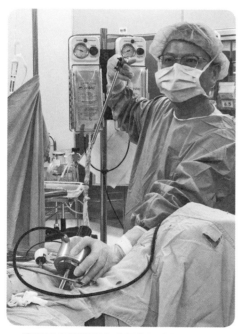

使用絞肉機將子宮或子宮肌瘤削成肉條從微小的內視鏡手術皮膚傷口取出。

　　子宮肌瘤的手術可分為子宮內視鏡手術、腹腔鏡手術及傳統的開腹手術，視肌瘤的大小及位置和數目決定手術方式，至於只拿掉肌瘤就好或完全摘除子宮，則須視肌瘤大小、位置、數目及患者年齡和生育狀況，乃至患者對子宮角色的看法，全盤考量後，才能適當

決定，不過絕大多數的子宮肌瘤都還可以只切除肌瘤，而不切除子宮的，只是手術時間可能拉長，出血量可能較多。

2015年，台灣引進了新的療法，也就是**海扶刀（HIFU），又名超音波聚焦刀（高強度聚焦超音波腫瘤治療系統**，High-intensity focused ultrasound），是使用超音波穿過肚皮，將高熱能照在子宮肌瘤上的熱熔法，也稱聚焦超音波手術（FUS：Focused Ultrasound Surgery），不需要切開皮膚、穿刺，就可殺滅體內腫瘤，也有人稱為「無創手術」。

〔 *JC* **型海扶刀治療系統**〕

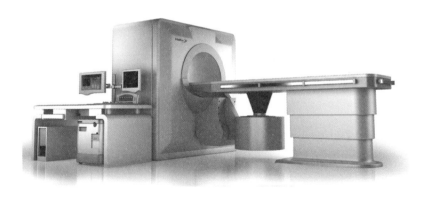

● 海扶刀療法

海扶刀療法的治療原理類似聚焦太陽光，從體外將超音波聚焦於子宮肌瘤位置，在焦點區域產生高溫，造成子宮肌瘤組織壞死，達到無創消融子宮肌瘤的目的。治療過程中不會損傷正常的組織，消融掉的壞死組織則會被正常組織逐漸吸收，令肌瘤縮小，達到減輕或緩解相應症狀。即使治療效果不佳，對身體的傷害也很微小，巨大的或是數目太多的肌瘤還可以再次進行超音波消融，也不會影響後續使用其他治療方式。

海扶刀消融後，腫瘤體積一般不會立即縮小、消失，由於腫瘤組織發生凝固性壞死，其大體輪廓仍在，但此時的腫瘤已經沒有活性了，所以在一段時間後，壞死的腫瘤組織會被身體逐漸吸收、清除，有的可以完全吸收、消失，有的卻無法完全吸收，而會在子宮內留下一個瘢痕。

海扶刀消融治療的優點

- 沒有刀口，不會流血。
- 不受腫瘤大小及形狀的限制。一般情況下，可採取一次性大範圍的治療（腫瘤大到肚臍以上，可能需要兩次以上的治療）。
- 無輻射、無化療損傷，不會出現放療、化療遇到的腫瘤不敏感問題，可重複治療，也可以實施有計畫的分段治療。對癌症的早期病變可以根治性治療，對晚期病變可以姑息治療，以有效減少腫瘤負荷。

- 可配合放療、化療等其他治療手段，不會與其他治療方法相衝突。此外，乳腺腫瘤（包括乳癌、乳房纖維瘤）、骨腫瘤、子宮肌瘤的海扶治療，還具有保留乳房原有形態、保留肢體、保留子宮的優點。
- 預後快。術後不需拆線，一般情況下，術後第二天就可以下床活動，術後恢復時間大多在 1 週內。
- 可以啟動身體免疫系統，可以合併免疫療法治療癌症。
- 相較於癌症的其他療法，總體治療費用低（不過在台灣，婦科海扶刀目前尚未允許用於癌症治療）。

子宮肌瘤手術方式比較

治療方式項目	開刀或微創手術	海扶刀
原理方式	開刀	◆ 超音波聚焦（無輻射）
周邊正常組織	有大或小傷口	◆ 無
子宮外觀	可能摘除	◆ 保留子宮及功能
傷口	微創～大傷口	◆ 無創
治療時間	較長	◆ 較短
需麻醉	全身麻醉	◆ 鎮定鎮痛或舒眠麻醉
術後恢復期	出院後尚需休養	◆ 出院後即可恢復日常生活
併發症	組織沾黏、腸道損傷、泌尿系統損傷、傷口感染、大出血	◆ 血尿、皮膚燙傷、神經損傷、腸道損傷（發生率低）

❤️ 子宮肌瘤有可能是惡性的嗎？

　　子宮腔中、黏膜下的子宮肌瘤，雖然小小的，即使只有 1、2 公分，還是可能導致不孕，主要看肌瘤是屬於哪種類型（詳見 114 頁〈子宮肌瘤〉）。若是肌肉層內的肌瘤，5 公分以上即可能壓迫子宮腔及內膜，也可能造成不孕；至於漿膜下的肌瘤，由於是向外長，不是長在子宮腔內，所以較不會有造成不孕的問題。

　　現代人普遍晚婚、晚育，門診時常可以看見高齡孕婦的子宮中既有胎兒，還有好幾顆肌瘤，這些女性懷孕後，因本身患有肌瘤，胎兒與肌瘤會一起在腹中生長，經驗發現，這些婦女在孕期間，肌瘤的體積普遍會增加 50 ～ 100%，產後通常會縮回原狀。這些肌瘤大都不會造成懷孕的困擾，不過有少數可能引起流產或早產，偶爾也可以見到巨大的子宮肌瘤，把胎頭壓得凹了一片，產後必須用真空吸引器吸出陷下去的頭蓋骨，所幸這種狀況極少發生。

　　雖然大部分的子宮肌瘤都不會造成疼痛，但在孕期中，肌瘤造成疼痛的情況並不少見。由於擔心產後大出血，一般來說，醫師多不建議在生產後立即開刀切除子宮或肌瘤，多半建議生產與肌瘤分開處置。

　　但根據醫療經驗發現，我與部分醫師認為若是肌瘤突出在表面上，為第 6、7 型的肌瘤，有不少可以在剖腹接生的同時切除，但其他型較不適合，切除前就在肌瘤的周邊打止血針，阻斷血液供應，可以減少出血量。至於小顆（5

公分以下）且未突出子宮表面的肌瘤則不建議在剖腹產時同時切除。

吃山藥、豆漿、當歸等，是否會讓子宮肌瘤長大？

許多女性以為山藥、豆漿、當歸等食材含有雌激素，有子宮肌瘤問題的人不宜食用。這些食物真有這麼大的影響嗎？

事實上，荷爾蒙可分為植物性及動物性兩種，不管是豆漿、山藥或當歸，都屬於植物性荷爾蒙，所含的植物性雌激素與人體分泌的雌激素結構式不完全相同，譬如山藥含皂甘，經過人體吸收作用後雖會類似雌激素，但不會對人體荷爾蒙直接產生影響或作用，除非是長期服用萃取過的高劑量產品，例如大豆異黃酮保健食品，才比較有可能對肌瘤造成影響。

一般，只要正常飲食，適當攝取各種營養素，並不會對肌瘤產生不好的影響，自然也不需要擔憂會養大肌瘤或增加肌瘤數量。比丘尼每天吃大量的豆類食物及富含植物性荷爾蒙的食物，她們的子宮肌瘤並不比一般人多見。

建議女性們，不妨每日攝取約 240 ～ 480cc 的豆漿，或不超過 1 盒的盒裝豆腐，並多多食用新鮮的蔬菜、水果，養成良好的生活作息，才是不養「瘤」的正確保證。

❤ 施行子宮切除術時，若子宮頸無恙要一起切除嗎？

　　大部分的女性都不知道子宮具有性功能，當性高潮時，子宮會收縮、有快感，但事實上，子宮的性功能對女性來說並不太重要，真正能引發女性高潮的，是本身就是性感帶的子宮頸，只要受到刺激，就會引發性高潮、感覺到更強烈的性興奮。

　　考慮到子宮頸還有性功能及支撐膀胱的功能（泌尿功能），其次，現在抹片檢查發達，已能達到早期發現、早期治療，完好保留子宮頸的成效，因此子宮頸若無問題，又何必一定要切除。目前普遍傾向對於 50 歲以下的婦女只施行子宮次全切除，以保留子宮頸，維持原有功能。

〔 子宮切除術 〕

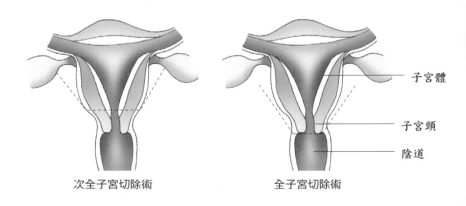

次全子宮切除術　　　　　全子宮切除術

子宮體

子宮頸

陰道

另外，子宮頸會分泌黏液，保留子宮頸比較不易有陰道乾澀的問題，不過隨著年齡增長，黏液分泌減少，乾澀問題還是會慢慢浮現。而保留子宮頸的婦女，在切除子宮後仍需每年做子宮頸抹片檢查，以確保沒有殘留的子宮頸組織變異的癌細胞。

鄭醫師的婦科診療室

子宮頸的功能

- 讓月經通過。
- 分泌黏液，幫助精子通過子宮頸，進入子宮。
- 懷孕時，關閉子宮，讓胎兒在母親的子宮中安全生長，而不會掉出來。並且讓子宮頸黏液變得更黏稠，有效隔絕病菌通過，避免子宮腔發炎。
- 性敏感帶。
- 支撐膀胱，維持泌尿功能。

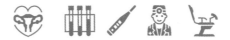

子宮肌腺症

　　子宮肌腺症和子宮內膜異位症可說是病因相同而病灶不同的疾病，都是子宮內膜跑到不該存在的地方，如果是在子宮以外，就稱為「子宮內膜異位症」（Endometriosis）；如果是在子宮肌肉層內，則稱為「子宮肌腺症」（Adenomyosis）或「子宮腺肌症」。

❤ 什麼是子宮肌腺症？如何改善？重點在於是否保留生育能力？

　　許多人搞不清楚「子宮肌瘤」和「子宮肌腺症」，前者的台語為「子宮肉瘤」，是子宮肌纖維長出瘤，後者則是「子宮腺瘤」，是子宮內膜跑到肌肉層，且集中在一個區域，有如腫瘤。名稱相似，但症狀卻不大一樣，前者偏重在出血，後者偏重在經痛。

　　臨床上，子宮肌腺症患者常有經痛又量多，經內診可發現子宮變大，與子宮肌瘤不易區別，即使用超音波檢查，也未必一定能鑑別診斷，尤其兩者同樣都可能引起月經量

過多，經痛是此病的主要症狀之一。病史、內診和超音波掃描，是盡早診斷此病的不二法門，抽血檢查、CA-125 也有助於診斷。

有些子宮肌腺症患者在初期毫無症狀，有些則有經量太多或經期太長的問題，有些則是經痛，幾乎從月經來的第一天痛到最後一天，還有一些人會出現壓迫症狀，如腰痠背痛、頻尿、便祕等。

不管有哪些惱人症狀，子宮肌腺症影響最大的問題是可能導致「不孕」，由於肌腺症的病灶往往散布整個子宮的肌肉層，唯一的根本解決之道就是將子宮切除，只有當它侷限在部分，也就是形成子宮肌腺瘤時，才可能僅將瘤挖除，而保留子宮。

所幸，子宮肌腺症大都發病於 30 ～ 40 歲以上的婦女，這些婦女過去多半已經結婚、生育，切除子宮可能衍生的後續問題較小。

但近年來，晚婚婦者狀況十分明顯，且也出現不少25 歲、30 歲的子宮肌腺症患者，大都未婚、未育，她們最令人擔憂的問題是不孕，嚴重的話，即使做試管嬰兒，也難以著床。這群患者面對已形成子宮肌腺瘤時，傳統上，只能手術切除腺瘤，其他部分的子宮肌肉層不能割掉，否則就變成子宮切除了，手術後再使用打針（Leuplin, Zoradlex）或口服藥（Dimetriose, Danazol），時間約半年左右。

♥ 子宮肌腺症有一些投藥系統等療法，但根本療法是子宮切除嗎？

子宮肌腺症的病灶多已散布在整個子宮肌肉層，尤其子宮後壁比前壁常見，治本之道就是切除子宮，自然不會再有此病了。最新的方式是「海扶刀（HIFU）」療法，使用高能聚焦超音波消融大部分的肌腺瘤，可以減輕症狀，且不必動刀（詳見第 122 頁〈子宮肌瘤的手術治療〉）。

侷限性的肌腺瘤可手術切除腫瘤，子宮完全保留住。若是子宮肌肉層厚達 3 ～ 8 公分（正常 2 公分以下），可先透過手術「打薄」，再追加藥物治療。較不嚴重的，可以直接使用藥物治療。

過去最常使用的藥物是 Danazol（商品名「療得高」），須持續半年左右，每天服用 2 ～ 4 顆，嚴重者可能需要服用長達 1 年。服藥期間，子宮肌肉層變薄、子宮變小且血中 CA-125 數值下降，月經會暫停，不再經痛。

此外，因為此藥是荷爾蒙衍生物，因此可能會使聲音變低沈、長青春痘、長鬍子、肌肉變得結實、乳房變小等，但通常這些副作用不會太嚴重。

其他還有 Gestrinone（商品名「黛美痊」或「佑汝」），健保有給付，每週只需服用 2 顆，持續半年，副作用較少，但仍有不少人抱怨會變胖、長青春痘、聲音變低沉。最新的口服藥物則是 Visanne（異位寧），每日 1 顆，健保有給付，可長期服用，主要副作用是有些人會有微量陰道出血，

通常在用藥 3 個月後改善。

　　腦下垂體荷爾蒙拮抗劑 GnRH，副作用更小，但可能出現熱潮紅、盜汗、心悸等更年期症狀。每個月須打一針，每針 4000 多元，另有長效針，每 3 個月打一次，每針 9000 多元，健保不給付。

　　以上藥物都可改善症狀、控制病情，不過，一旦停藥，通常會逐漸恢復原狀。一般的止痛藥、止血劑僅可暫時解除症狀，無法使肌肉層內的子宮內膜萎縮，不適用於長期治療。

　　此外，無生育需求的子宮肌腺症患者不想開刀時可採用投放 Mirena（商品名「蜜蕊娜」），這是一種子宮內投藥系統，將帶有避孕藥的避孕器置入子宮中，即可每天釋放出微量的避孕藥，能夠有效減少經痛與月經量過多的問題，效期是 5 年，如果血紅素低於 10，健保有給付。

　　總之，如果合併有明顯症狀且不再生育，子宮全切除是子宮肌腺症的最佳治療選擇。如無症狀，可以門診追蹤；想生育者需保留子宮，可於海扶刀或藥物治療之後，盡快生育。

子宮肌腺症的治療藥物

藥物名稱	用量	用藥時間	主要副作用	健保給付
療得高 （Danazol）	每天2～4顆	半年	聲音變低沈、長青春痘、長鬍子、肌肉變結實、乳房變小等	有
黛美痊或佑汝 （Gestrinone）	每週2顆	半年	變胖、長青春痘、聲音變低沉	有
異位寧 （Visanne）	每日1顆	可長期服用	會有微量陰道出血，通常在用藥3個月後改善	有
腦下垂體荷爾蒙拮抗劑GnRH	每月一針或每三月一針	半年	熱潮紅、盜汗、心悸等更年期症狀	無
宓蕊娜 （Mirena）	子宮內投藥系統	5年	敏感病人初期偶有長痘痘、變胖	有 （血紅素<10）

月經過多、經痛、骨盆腔疼痛可能都是 子宮肌腺症，如何改善？

子宮肌腺症就像牆壁長了整片的壁癌，怎麼清都清不乾淨，只能打掉重練，換句話說，治療子宮肌腺症的根本之道就是切除子宮，至少要切除子宮體，子宮頸可以選擇保留。

子宮肌腺症常見的特徵就是月經來的時候，經血量會很多，而且會痛，包括經痛、骨盆腔痛，有的婦女一痛就好幾天，簡直痛不欲生，經血量多還有方法可以處理，但經痛則是很主觀的感受，臨床上常有患者因為經痛到受不了，而要求醫師幫忙拿掉子宮。

肌腺症的治療癥結點在於是否要保留患者的生育能力，若是育齡中且尚未生育過的患者，多半會建議盡量保留子宮，可採用海扶刀手術，並在治療後盡早懷孕，但若已過育齡、或無生育打算、或已經生育過的婦女則可以考慮一勞永逸的辦法。

此外，**正常生活作息與均衡飲食都能讓月經週期規律，維護子宮健康**，另外，**也要避免體重劇烈變化影響荷爾蒙等，都是降低子宮肌腺症的發生率的方法。**

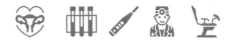

子宮內膜異位症

　　子宮內膜異位症就是子宮內膜跑出來，跑到卵巢形成腫瘤就叫巧克力囊腫，跑到骨盆腔就叫骨盆腔子宮內膜異位，還有一種是跑到肌肉層，如果是集中在一個區域就叫子宮肌腺瘤，若佈滿整個子宮，整個子宮都長了，就叫作子宮肌腺症。

　　基本上，這是一種良性疾病，但因會到處轉移，不斷地復發，有人稱之為「良性的癌症」，但有 1% 以下的機率，日後會長出卵巢癌！

〔子宮內膜異位症的可能生長部位分佈圖〕

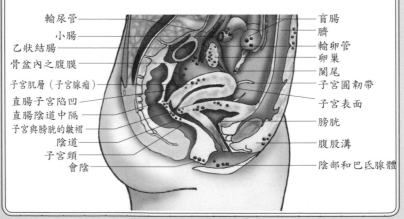

輸尿管
小腸
乙狀結腸
骨盆內之腹膜
子宮肌層（子宮腺瘤）
直腸子宮陷凹
直腸陰道中隔
子宮與膀胱的皺褶
陰道
子宮頸
會陰

盲腸
臍
輸卵管
卵巢
闌尾
子宮圓韌帶
子宮表面
膀胱
腹股溝
陰部和巴氏腺體

什麼是子宮內膜異位？子宮內膜異位的檢查方法有哪些？

子宮內膜異位症是經血逆流，以致剝落的內膜組織出現於卵巢、腹膜、骨盆腔或其他部位，導致慢性發炎，造成疼痛或出血，原因目前尚不清楚，但可能與基因、經血逆流、免疫系統缺陷、子宮內膜組織順著血流或淋巴系統擴散有關。

20 歲以後才開始有經痛，或原有的經痛表現方式改變，且越來越痛、疼痛時間越來越長，從月經來潮前開始，痛至月經結束，甚至痛至肛門後方的臀部，並伴隨性交疼痛或不孕的情況，極可能就是子宮內膜異位症在作怪。

建議有這些情形的女性，趕緊就醫，請醫師進行陰道內診與肛診，如果無法透過問診或觸診檢查出來，則必須施行具侵襲性的腹腔鏡檢查。

造成子宮內膜異位症的可能原因

1、每次月經來時，大部分的經血經由子宮頸、陰道流出體外，但少部分卻順著輸卵管上行，流入腹腔中，由於這些經血含有子宮內膜細胞，若在骨盆腔內的器官著床，便會慢慢地分裂繁殖。

2、胚胎期未分化的細胞存在於骨盆腔的器官中，歷經青春期發育後，逐漸在骨盆腔器官中演化為子宮內膜細胞。

3、子宮內膜細胞因為不明原因侵入血管或淋巴管，並隨

著血液或淋巴液轉移到其他器官中，如鼻腔、肺部等都可能會發生內膜異位症，並且在月經期間也會流鼻血或咳血。

〔 **經血逆流** 〕

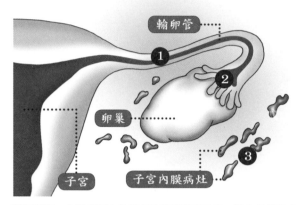

①經期間，少部分經血會經由輸卵管流出子宮，進入骨盆腔中。
②經血中含有的子宮內膜細胞組織會依附在骨盆腔中的器官上。
③經期時，附著於骨盆腔器官上的子宮內膜細胞組織也會對荷爾蒙產生反應，引起發炎與疼痛反應。

月經疼痛，竟是子宮內膜異位在作怪！

子宮內膜異位症常引起劇烈的經痛、經期腹瀉、排便疼痛、性交疼痛、不孕、骨盆腔疼痛等症狀，尤以經痛最常見，並且往往會一年比一年痛，每次月經來時，都要痛上2、3天以上，乃至整個月經期間經痛沒停止過，甚至有人月經週期還沒到就開始經痛，即使月經結束了，也還在痛。

經痛、性交時疼痛及不孕症，是子宮內膜異位症的臨床三大表徵。患者常伴有經痛與行房時陰道頂端的疼痛症狀，每次月經來潮，流不出來的血便會引起局部發炎與黏連，日子一久，整個骨盆腔的器官便可能黏成一團，表面有如經血般的黑斑；性交時，一旦觸及深處，就會有腫脹疼痛感。但也有許多婦女平常並無症狀或症狀輕微，連她自己也未曾查覺子宮內膜異位的問題，仍照常生兒育女。

〔 子宮內膜異位症的症狀 〕

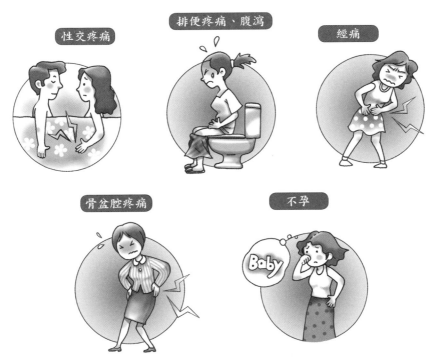

性交疼痛

排便疼痛、腹瀉

經痛

骨盆腔疼痛

不孕

Baby

鄭丞傑醫師的婦科診療室

呵護子宮，遠離病痛

❤ 子宮內膜異位，竟要從肛門檢查？

　　子宮內膜異位症的診斷並不容易，因為病情程度與臨床症狀不見得會成正比。有的患者也許病情輕微，卻有劇烈的經痛與性交痛，也有的病情嚴重，卻無明顯的症狀。

　　曾有一位女性因懷疑自己有子宮內膜異位問題而來就診，主訴每次月經來時都會拉肚子，還有經痛，每次月經來時都會痛 2 ～ 3 天，且疼痛感比過去幾年嚴重，但超音波檢查未發現異狀，CA-125 檢查也正常，內診也未發現有內膜異位的狀況，於是建議她進行肛診檢查。因為超音波照得到的是子宮內膜異位瘤（巧克力囊腫），若是點狀的內膜異位是照不到的，但透過肛診，即使小如 0.1 ～ 0.3 公分的點狀內膜異位也可能可以觸摸得到。

　　若要準確診斷內膜異位症，除了內診外，最好也進行肛診。陰道後方是肛門、直腸，兩者間有一凹陷，此處即子宮直腸陷凹，與子宮間僅隔著一層腹膜，醫師進行肛診時，往往可以在此處，也就是子宮的後下側，摸到小小的、會疼痛得硬塊或兩側卵巢的巧克力囊腫。若進一步進行腹腔鏡檢查，則可以看到深黑色的斑點，也就是內膜異位。

　　因此，若婦女在 20 歲以後才開始有經痛或原有的經痛表現方式改變，疼痛加劇或經痛的時間愈來愈長，甚至痛至肛門後方的臀部，並且伴隨有性交痛或不孕，皆可能是子宮內膜異位症所引起的，此時最好提高警覺，進行陰道診與肛診檢查。

子宮內膜異位症，與不孕有很大關係嗎？

子宮內膜異位症就是子宮內膜組織長到子宮腔外所引起的，會導致輸卵管阻塞或破壞排卵功能，造成經痛或不孕。

臨床發現，育齡婦女發生子宮內膜異位症的機率約為 5 ～ 10%，大都是輕度的；不孕婦女發生子宮內膜異位症的機率則高達 23 ～ 40%，且大都是中重度的內膜異位症。

雖然罹患子宮內膜異位症並不代表沒有機會自然懷孕，但目前的不孕症患者中，約有 1/3 確實就是因為子宮內膜異位症而無法懷孕。

打算懷孕的患者可利用 GnRHa（GnRH analogs）性腺荷爾蒙刺激素類似劑、男性素衍生荷爾蒙、黃體素、子宮內黃體素投藥（Mirena）、口服避孕藥等進行藥物治療，但經過一段時間的治療後，再過 3 ～ 6 個月，卻依然無法自然懷孕的話，就需要考慮進行手術治療或人工生殖治療。

小心！子宮內膜異位可能擋住好孕通道！

估計約有 7% 的育齡女性患有子宮內膜異位症，而在合併有骨盆腔疼痛及不孕症的婦女中，罹患率更高，有些報告說是 20%，有些報告則高達 90%。一般認為，不孕症婦女中約有 1/3 患有子宮內膜異位症。

子宮內膜異位症所造成的不孕，主要原因是異位的內膜可能引起組織的過敏免疫反應，也影響著床機率。同時，

巧克力囊腫黏在骨盆腔壁上，造成嚴重的黏連，由於不會自行消退，隨著時間拉長還會不斷變大，並且可能造成卵巢旁沾黏，而引發不孕和其他症狀。

鄭醫師的婦科診療室

Q 子宮內膜異位症引起不孕症的可能原因是什麼？

A
- 卵巢與輸卵管的黏連，引起卵子排不出來，縱使排出來，也無法進入輸卵管；縱使進入輸卵管，卵子被傳送朝向子宮的能力也受到影響。
- 骨盆腔內的子宮內膜可能誘發巨噬細胞產生，與前列腺素的分泌阻礙卵子的受精與胚胎的發育。
- 卵泡雖然會長大成熟，但無法從卵巢排出，接著便黃體化而萎縮。
- 子宮內膜異位症的病患如未治療而懷孕，流產率比治療後的患者高出許多。
- 高泌乳激素導致排卵功能失調。

子宮內膜異位和子宮內膜癌要如何分辨？

子宮內膜異位症是內膜跑到子宮外，子宮內膜癌則是子宮內膜長出癌細胞，兩者截然不同，位置也不同。

與歐美國家相較，台灣婦女罹患子宮內膜癌的年齡相對年輕，與乳癌一樣。停經前的子宮內膜癌占了將近一半，40歲以下的患者在歐美僅占5%，但在台灣卻占了10%。

曾有一位年僅29歲的年輕女性因為長期「亂經」、不規則排卵、貧血而來找我看診，在此之前，已經看過好幾位醫師。她的身材微胖，未婚，沒有任何性經驗，來找我時，血紅素只剩6.0，因為是處女，也沒人為她內診，更沒有人想過癌症的可能性，結果，超音波一照就發現子宮內膜厚達33毫米。在不破壞處女膜的狀況下，我為她做了子宮內膜搔刮術，開刀後判定為第2B期子宮內膜癌，癌細胞已經侵犯到子宮頸的間質細胞了。

最常見的子宮內膜癌典型病人一種是停經後異常出血的病人，另一種是30～50歲之間（尚未停經）、未生育過、嚴重肥胖（BMI多半超過30），體重常常高達80～150公斤者。另外一項共同特徵是很多患者過去都曾患有多囊性卵巢，但是未曾好好治療過。一般來說，只要適當減重，就能有效降低子宮內膜癌的發生率，另外，減少高脂肪食物也是重點。

判別子宮內膜異位除依賴病史外，還可以透過內診、肛診、超音波及抽血檢驗CA-125抗原協助診斷，不過最

鄭丞傑醫師的婦科診療室

呵護子宮，遠離病痛

確定的診斷方法是腹腔鏡檢查（詳見第 19 頁〈婦科疾病的診斷方法〉）。

腹腔鏡檢查會在患者的腹部開洞，直接放入檢查器具，伸入腹腔檢查子宮的狀況，這是最直接的檢查方法。這種具侵襲性的手術，不僅能夠診斷子宮內膜的狀態，一旦發現內膜有異位也可以立即進行治療，包括電燒異位的內膜，掃除子宮內膜異位瘤（俗稱「巧克力囊腫」）。

子宮內膜異位症若長在卵巢，形成巧克力囊腫，日後少部分可能形成卵巢癌；子宮內膜異位症若長在子宮肌肉層則會形成子宮肌腺症，這些異位在子宮肌肉層的內膜，日後也可能形成子宮內膜癌，但發生率相當低。

❤ CA-125 檢查以為罹癌，結果竟是子宮內膜異位症！

子宮內膜異位嚴重，形成巧克力囊腫後，最初大約只有 1 ～ 2 公分大，超音波難以判別究竟是囊腫或是正常的卵泡或黃體囊腫，所以醫師會再進行 CA-125 抽血檢查，做進一步的診斷。

CA-125 檢查通常會搭配腹部超音波或陰道超音波來診斷，因為遇到子宮內膜異位症和子宮肌腺症兩種狀況，CA-125 數值也都會上升。部分 CA-125 的受檢者因為數值偏高，而誤以為是得了卵巢癌，事實上，CA-125 數值高並

不代表得到卵巢癌，還得配合臨床症狀及超音波檢查做鑑別診斷，才準確。

　　確實，許多醫學文獻提及內膜異位症併發有癌症細胞存在的情形，約占所有內膜異位病例的 0.7 ～ 0.8%。內膜異位症的確與幾種特定的卵巢癌有關係，且其組織型態也有關聯性，以子宮內膜狀癌（Endometrioid Carcinoma）與亮細胞癌（Clear cell carcinoma）是最常見的，許多病理組織中還可見到變性（亦即失去它的本性）內膜細胞由正常延伸到癌症組織的證據，證明確實具有關聯性，內膜異位症組織具有的侵犯性，也讓我們不得不相信內膜異位組織的確可能轉化為癌症。

　　因此，雖然說子宮內膜異位症或巧克力囊腫屬於良性疾病，但仍應定期追蹤才好，即使手術後也一樣，以免不注意就變成卵巢癌或腹膜癌了。

⚕ 子宮內膜異位症如何治療與改善？

　　子宮內膜異位症的治療目標是減輕疼痛、降低病情惡化及復發、提高懷孕機會，按照患者的年齡、內膜異位的嚴重程度，以及是否有不孕問題來選擇不同的治療方式——改變生活型態、提早生育、荷爾蒙藥物治療及保守性／根除性手術。

改變生活型態

晚婚、晚育是內膜異位症盛行的主因，加上作息不正常、生活壓力大、高油及高糖飲食、荷爾蒙分泌不正常等也加重此症的流行，因此建議首先要改善不良的生活與飲食習慣，並減輕壓力及體重，通常減輕體重並改變生活型態後，都能改善狀況。

提早生育

目前公認最自然有效的治療及預防方法就是懷孕、生產、餵母乳，能使月經暫時停止 10 ～ 12 個月，甚至更久，使異位的子宮內膜不會繼續增生，甚至萎縮，這就是最好的治療方式。

荷爾蒙藥物治療

子宮內膜異位症是非常容易復發的疾病，手術治療雖然可以清除掉病灶、緩解疼痛，但 5 年內的復發率高達 3 成以上，因此術後仍須繼續追蹤、定期回診並搭配藥物控制病情、長期治療，以預防復發。常見使用的藥物包括傳統的荷爾蒙製劑及 2017 年才進入台灣市場的黃體素兩大類。

1、**傳統的荷爾蒙**：使用 Danazol、Gestrin 或 GnRHa 等荷爾蒙進行 6 個月的連續治療，可暫時抑制病灶繼續生長，暫時解除疼痛。但荷爾蒙治療曠日費時，難免會

引起如男性化症狀、肥胖與潮紅、發熱等更年期症狀的副作用。

2、**黃體素**：異位寧（Visanne）是健保給付的新型口服黃體素，能夠抑制性腺激素分泌，減少內源性雌激素生成，使子宮內膜異位病灶萎縮。每日 1 錠，最好是於每天同一時間服用，開始服藥後第 1 個月，可能出現陰道微量出血、頭痛、乳房不適、情緒低落及痤瘡等副作用，但會隨著時間消退。只要停止治療後 2 個月內，排卵功能與經期就會恢復正常，並不會影響生育能力。另外，異位寧雖然會抑制排卵，但不能當作避孕藥使用。

手術治療

以囊腫切除術（cystectomy）和摘除術（enucleation）為主，原則上盡量留下正常的卵巢組織。趁著施行腹腔鏡手術做診斷的同時，使用電灼或雷射順便清除子宮內膜異位症的病灶，當病灶侵犯深度小於 5 公釐時，利用雷射蒸發完全清除；若病灶侵犯深度大於 5 公釐的話，則利用剪刀、電燒或雷射進行切除。

但當子宮內膜異位症狀況嚴重或卵巢長出巧克力囊腫並合併嚴重的黏連時，有時候就必須施行剖腹手術治療。若患者還年輕且尚未生育，手術僅清除病灶；若已年過 45 歲，不打算再生育，可考慮子宮和兩側卵巢一併切除，永絕後患。

手術摘除病灶後，最好受孕的黃金時期是 6 個月，超過這個時間，子宮內膜異位有 3 ～ 5 成的復發機會。若不打算再生育，切除子宮是徹底解決內膜異位問題的唯一方法。

鄭醫師的婦科診療室

Q 如何預防子宮內膜異位症復發？

A （盡早懷孕） 這是最天然的預防方法。

（使用黃體素） 過去主張使用避孕藥來減少不生育者的子宮內膜異位化。但最新研究發現，避孕藥中的雌激素可能反會增加子宮內膜異位的復發率，因此，現在建議患者在手術後，長期服用異位寧（Visanne）黃體素。

藥物名稱	使用方法	優點	主要副作用
異位寧（Visanne）	每日 1 顆	• 可長期使用。 • 減少子宮內膜異位的復發率。 • 減少經痛。	• 剛開始使用的前 3 個月，有些患者會出現點滴出血。 • 停藥後即恢復正常。
佑汝（Gestrin）	每週 2 顆	• 減少子宮內膜異位的復發率。 • 提高懷孕率。	• 青春痘、變胖、聲音變低沉。 • 停藥後即恢復正常。

子宮內膜癌

　　子宮內膜癌是一種近年來逐漸增多的女性癌症，是所有婦科癌症中成長最快的，好發年齡主要在 50、60 歲以後，如果停經 1 年以上，沒有使用荷爾蒙治療，卻出現不正常出血，醫師一般都會先思考會不會是子宮內膜癌。

　　凡肥胖、未曾生育過、早來月經（11 歲以前）、較遲停經（超過 52 歲以後）的婦女，均為子宮內膜癌的高危險群，由於 9 成以上的子宮內膜癌都會有陰道出血的狀況，因此只要是經常有異常出血，即使還未停經，都要小心子宮內膜癌的可能性，立刻就醫。

❤ 婦女生殖道癌發生率的第 1 位是子宮內膜癌？

　　提到婦癌，大部分女性一定都會首先想到乳癌、卵巢癌或是子宮頸癌等，但從 2010 年開始，子宮內膜癌發生率已經超過子宮頸癌，躍升婦女生殖道癌發生率的第 1 位，成為我國婦女癌中發病率最高的癌症，雖然死亡率不如乳

Part 3 鄭丞傑醫師的婦科診療室 呵護子宮，遠離病痛

癌、卵巢癌或是子宮頸癌等婦癌來得高，卻是女性皆可能出現、具有高轉移性的可怕癌症。

目前，台灣地區每年有2000多例的子宮內膜癌，但隨著國民生活水準提高，發生率也逐漸增加，事實上，子宮內膜癌近10年來成長1倍以上，是女性所有癌症中成長最快的，目前已成為婦科癌症的第一名！

2015年（民國104年），子宮內膜癌發生率的排名於女性為第6位，死亡率排名於女性為第13位。2015年初次診斷為子宮體惡性腫瘤者（子宮內膜癌及惡性肉瘤）共2,440人，當年死因為子宮體惡性腫瘤者有259人。

〔2015年子宮內膜癌的發生人數及死亡人數〕

項目	發生個案 女性	項目	死亡個案 女性
個案數（人）	2,440	個案數（人）	259
年齡中位數	55	年齡中位數	62
粗率（每10萬人口）	20.71	粗率（每10萬人口）	2.20
年齡標準化率[2]（每10萬人口）	13.09	年齡標準化率[2]（每10萬人口）	1.27
年齡標準化率[3]（每10萬人口）	14.14	年齡標準化率[3]（每10萬人口）	1.39

註：

一、自96年癌症登記報告起，惡性淋巴瘤從各部位獨立出來計算發生率，並納入排名。

二、3年齡標準化率[2]係使用1976年世界標準人口為標準人口，年齡標準化率[3]係使用2000年世界標準人口為標準人口。

不過，子宮內膜癌是預後很好的癌症，尤其第一期如果積極配合治療，5 年存活率可達 8 ～ 9 成，不會再復發，第二期也有 7 ～ 8 成左右。

而子宮內膜癌大多數發生在停經後的婦女，其中以 50 ～ 59 歲最為常見，而這個年齡的婦女若已停經，發現異常出血時，就是最明顯的警訊。若正處於更年期的亂經狀況，則最容易被誤判，更要特別小心。

◆ 子宮內膜癌常見症狀？

子宮內膜癌最常見的症狀就是在非經期出血，其他還有月經長期異常、經血量過多或出現血塊及停經後出血。由於子宮內膜癌常見停經後出血，因此若距離最後一次月經 1 年以上還發生出血，務必盡速就醫，至於尚未停經及正值更年期的婦女，若長期亂經，也應該小心。

甚至也有子宮內膜癌始終沒有異常出血的，臨床上，我見過 43 歲婦女陰道天天排出大量的無色水狀液體，連續的 8 個月之中，她找了許多醫師，均告知正常或原因不明，之後到我的門診做陰道超音波檢查和子宮內膜搔刮，最後發現是子宮內膜癌第 3 期，必須進行大手術及化療、放療！

由於子宮內膜癌多數早期即會出現症狀，所以只要能夠早期發現、及時診斷治療，這時絕大部分是第 1 期癌，5 年存活率可以達到 9 成以上，預後良好。不過，更年期婦女由於正好會「亂經」，容易忽略掉發生子宮內膜癌的可能性，必須特別注意。

子宮內膜癌的診治照護？

　　陰道超音波可以協助檢查子宮腔內的狀況，子宮鏡更可以直接進入子宮腔內觀看，看見病灶，並立即切片送檢，這方法特別適合用於懷疑子宮內膜癌只在一個小區域時。

　　另外，透過子宮內膜切片（不須麻醉，門診可進行），醫師將一根相當細的特殊吸管放入子宮腔內，吸取子宮內膜組織後送化驗，十分方便，但診斷率不如子宮內膜搔刮術。確定診斷還是要靠子宮內膜搔刮較準確，經由陰道、子宮頸進入子宮腔，採取內膜組織做病理檢驗，才是診斷子宮內膜癌最可靠的方法。

　　只要不拖延就醫，多數的子宮內膜癌可在第 1 期即診斷出來，手術治療效果相當不錯，必要時可追加放射或化學藥物治療。

　　子宮內膜癌的治療，除非已到末期，否則也是以手術治療為主，放射線、化學藥物、荷爾蒙療法為輔。尚未生育的婦女，如果發現極早期的子宮內膜癌，只要癌細胞分化良好，甚至可以用荷爾蒙療法（黃體素）保住子宮，完成生育大計。

　　由此可見，早期發現與診斷，並且早期治療，預後會好得多，婦女朋友必須對自己陰道的不正常出血有警覺，才不會誤了早期診治的黃金時間。

Q 如何正確保養子宮？

A (01) 作息正常，不常熬夜失眠。

(02) 適度紓緩壓力。

(03) 多吃蔬果，並適量補充微量元素和抗氧化物。

(04) 適度運動且少吃油炸食物，再胖，BMI 也不要超過 27。

(05) 不宜過度運動或過度節食，BMI 不能低於 18，體脂肪不宜低於 22%。

(06) 月經期不吃冰。

(07) 月經期最好不要有性行為，如果一定要，不宜太激烈。

(08) 流產手術或是子宮異常出血時，不進行過度的子宮內膜搔刮。

(09) 月經異常時（包括月經量過多、經期超過 7 天、非月經期或排卵期出血、停經後出血）盡早就醫。

(10) 不擅自購買使用中草藥保健食品。

(11) 絕對避免陰道炎上行到子宮，引發子宮內膜炎。

(12) 一旦發生非經期的下腹劇烈疼痛合併白帶多或發燒，盡快前往婦產科就醫，並接受 10 ～ 14 天的完整治療。

(13) 月經前一週到月經期，每天使用吹風機距離身體 15 公分，吹下腹部 3 分鐘，相當於對氣海、關元、子戶、胞門等穴道的灸療。

Part 3

鄭丞傑醫師的婦科診療室

呵護子宮，遠離病痛

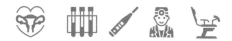

子宮頸癌

子宮頸癌是最容易在醫師做內診或婦女依自覺症狀求診，而早期發現的一種癌症。就發生率而言，包含零期癌在內的話，過去子宮頸癌是我國婦女的頭號癌症殺手，幸運的是，其實人體恐怕很難找到有一種類似的癌症，可以用不痛不癢的抹片檢查，早期診斷出來，而且早期治癒率幾乎達百分之百。

使用新型抹片檢查（薄層抹片、液態抹片），意外發現子宮頸細胞異常？

由於子宮頸癌會有異常出血，大多在第 1 期即會求醫而被診斷出來，如果每年做防癌抹片的話，甚至通常可能在癌症前期，即零期癌（原位癌），或僅有細胞變性時，即已被發現，治療效果極佳。

抹片檢查很簡單，以一根很小的小刷子、棉棒、木片等物，在子宮頸口，輕輕抹下脫落的上皮細胞，放在玻璃片上，經酒精固定後，送到實驗室檢驗，查看是否有不正常細胞。

薄層抹片是近幾年來興起的新方法，傳統抹片容易因細胞重疊而影響判讀；薄層抹片則把刷下來的細胞放入特殊溶液中，離心後，讓單一層的細胞鋪在玻璃片上，因此大大地減少了塗抹造成的偽陰性。

　　目前，台灣有三種薄層抹片，即新柏（Thin Prep）、超柏（Surepath）和麗柏（Liqui Prep），三種都已通過我國衛生福利部的醫療器材查驗登記，也已經在市面上廣為醫師採用，都可以改善抹片品質並提高診斷力。使用薄層抹片者，30 歲以下也可以每 2 年做一次抹片；30 歲以上婦女使用 HPV 檢測者，如和抹片一樣都是正常的話，可以 3 年才做一次。

鄭醫師的婦科診療室

Q 新型抹片檢查怎麼做？

A 以抹片專用刷子採取子宮頸細胞後，刷在玻璃片上檢查，但只有 65% 的細胞能被刷在玻璃片上，還有 35% 的細胞殘留在刷頭上，檢查不到；而新型的抹片檢查（薄層抹片或液態抹片）則是在採集細胞後，先以專用溶液清洗掉刷頭上的黏液、血球等，只留下需要判讀的細胞，所有的細胞都保留在刷頭上，能增加判讀的精準度。

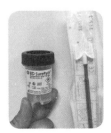

♥ 子宮頸黏膜受損，這些族群罹患子宮頸癌風險增加

產後，生越多機率越大或 18 歲以前開始有性行為者，子宮頸黏膜受損，這些族群罹患子宮頸癌風險增加，容易子宮頸癌，且長在子宮頸內外交界處。

初次性交的年齡和性伴侶的人數，是兩個重要的關鍵因素。太早有性生活及性交對象太多，或者伴侶的性交對象太多，都是目前醫界確認為誘發子宮頸癌的重要相關因子，因為當子宮頸上皮還沒有長好，亦即還沒有鱗狀化之前，精液的入侵，容易造成子宮頸細胞病變，久而久之，就變成癌症。

因此，少女們在 18 歲以前，不宜偷嚐禁果，性伴侶也應固定只有一個，否則不僅容易染患性病，10 ～ 20 年後，會自食惡果──罹患子宮頸癌。

♥ 人類乳突病毒與子宮頸癌有關，只要防止就能避免子宮頸癌發生？

醫學界研究發現，幾乎每一個子宮頸癌患者身上都有「人類乳突病毒」（HPV），連癌前期病變，如重度子宮細胞化生不良、子宮頸原位癌的患者，也有很高的比率，可以測出這種病毒，一般婦女的子宮頸只有 1/5 左右有 HPV。

HPV 主要經由性接觸傳染，而性傳染病──菜花（學

名「尖形濕疣」）也是由 HPV 感染而來的。子宮頸的 HPV 幾乎都是經由性行為傳染而來的，由於 HPV 與子宮頸癌密不可分，子宮頸癌雖不是性病，卻是性傳染病的後遺症。如果沒有感染人類乳突病毒，產生子宮頸癌的機率微乎其微，因此預防子宮頸癌之道，一是單一性伴侶，二是使用保險套，三是施打子宮頸癌疫苗，四是每年定期做子宮頸防癌抹片，五是 3 年做一次 HPV 檢測。

如果感染了高致癌性的 HPV，也不必太緊張，不妨過半年到 1 年再測一次。HPV 感染者切記務必每年做一次子宮頸抹片，而沒有 HPV 感染者，可以改為每 3 年做一次抹片。

❤️ 如何改善飲食與生活，避免子宮頸癌發生？

營養不均衡或欠缺，較容易罹患子宮頸癌，因此須攝取足夠的抗氧化維生素、礦物質，包括 β-胡蘿蔔素、硒與維生素 C、E，並且不抽菸、適度運動、充分休息、使用保險套，加上樂觀愉快的心情，是 HPV 感染者或子宮頸癌患者治療後的保健防癌之道。

但真正預防子宮頸癌的方法是雙方單一性伴侶，多用保險套，以及每年做一次防癌抹片。

預防子宮頸癌的營養素及食物

營養素	食物
維生素 C	芭樂、奇異果、柑橘等
維生素 E	植物油、核果、小麥胚芽等
β- 胡蘿蔔素	紅蘿蔔、菠菜、木瓜等
類黃酮	柑橘、檸檬、葡萄柚等
異黃酮	黃豆、豆腐、豆漿等
茶多酚	綠茶、烏龍茶等
前花青素（OPC）	葡萄、葡萄子等
番茄茄紅素	番茄、番茄醬、番茄汁等

鄭醫師的婦科診療室

Q 自我保護，如何正確施打子宮頸疫苗？

A 子宮頸疫苗為預防性疫苗，根據目前的政策規定，從 2018 年秋天開始，就讀國中一年級之後，就可以免費施打子宮頸癌疫苗。不過，公費疫苗不是保護力可達到 9 成的 9 價疫苗，而是保護力只有 7 成的 2 價或 4 價疫苗。

很多病人在做完抹片、切片或圓錐切片發現異常後，就要求醫師施打子宮頸癌疫苗，應該在治療之後，繼續追蹤做完兩次子宮頸抹片檢查，確認都無異常後，再施打才正確。

子宮頸癌的分期與診斷

　　子宮頸細胞病變可分為輕度、中度及重度，接下來就是 0 期癌，然後就是侵襲性的子宮頸癌第 1 期、第 2 期、第 3 期、第 4 期，第 1 期及之後的子宮頸癌病變非陰道鏡所能檢查的，因為陰道鏡主要檢查癌前病變，也就是 0 期以前的病變，至於第 1 期以後，因為此時子宮頸已經糜爛了，醫師透過肉眼就可以直接看見，不需要陰道鏡也能夠直接進行子宮頸切片。

〔 子宮頸癌的分期／階段 〕

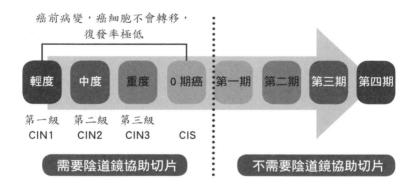

Part 3

鄭丞傑醫師的婦科診療室

呵護子宮，遠離病痛

當子宮頸切片檢查發現異常，包括 CIN2、CIN3、CIS 及子宮頸癌 IA 期時，患者必須進行進一步的子宮頸圓錐狀切片，也就必須進入開刀房，麻醉後才能進行。醫師會沿著子宮頸口周邊寬約 1～1.5 公分（橫切），深度（縱切）也是大約 1～1.5 公分處整圈切下來。若第一次施行後發現仍有異常細胞，可以施行第二次圓錐切片。

目前多數醫師不使用刀片切割，而是一種線圈電切，稱為線圈電切術（LEEP）。

〔**子宮頸圓錐狀切片手術示意圖**〕

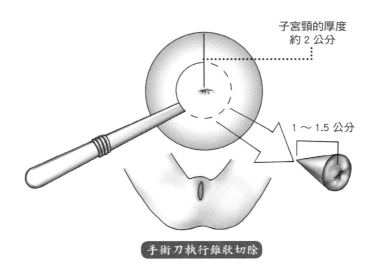

子宮頸的厚度
約 2 公分

1～1.5 公分

手術刀執行錐狀切除

Q 據說「圓錐狀切片會影響日後懷孕」，真的嗎？

A 有些女性因擔心做過圓錐狀切片，子宮頸密合度會變差，日後懷孕時，胎兒較容易流產，因而裹足不前，不願意接受切片。事實上，這是多慮了。

當我 30 幾年前開始施行圓錐切片手術時，並不知道做過大切片（即圓錐切片）的子宮頸是會長回來的，當時對於擔心會流產的婦女，會在她們懷孕 3、4 個月時，仿效子宮頸閉鎖不全的處置方式，將子宮頸縫合（子宮頸環紮術），待要生產時再解開縫線。

但經過 30 多年之後，許多早期曾做過子宮頸圓錐狀切片的患者回診時，竟然沒有絲毫當初手術過的痕跡，子宮頸完全重生，外觀上已經認不出來了。

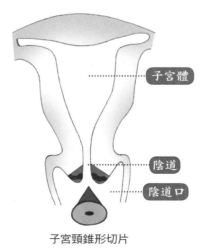

子宮體

陰道

陰道口

子宮頸錐形切片

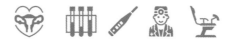

骨盆腔器官脫垂

骨盆腔裡有子宮、卵巢、膀胱、直腸等器官，由骨盆骨骼、骨盆底肌肉及韌帶筋膜所支撐及固定，如果骨盆底肌肉變鬆弛或韌帶筋膜斷裂了，而無法再支撐子宮、膀胱、直腸等骨盆腔器官，這些器官就可能脫垂，甚至掉出體外。

❤️ 骨盆腔為什麼會發生鬆弛？有什麼症狀？

骨盆腔一旦鬆弛，可能會出現應力性尿失禁、頻尿、夜尿、大便失禁、排便及排尿困難、性生活不舒適、慢性骨盆腔疼痛與骨盆腔器官脫垂，包括膀胱脫垂、子宮脫垂、直腸脫垂。

首先腹部會出現下墜感，彷彿有東西從肚子裡掉下來的感覺，其次是從陰道口就可以摸到一個膨出來的球狀物，脫垂狀況嚴重的話，骨盆腔的內臟器官可能會從陰道脫出，只能透過手術治療。

生產、老化、長期腹部施力等都是造成骨盆腔器官脫垂的原因。多次自然產、多胞胎、孕期體重過重、胎兒太

大、待產時間較長、生產時用力不當等都導致骨盆鬆弛，生產造成的骨盆鬆弛通常在 2 個月內就會逐漸恢復，但鬆弛嚴重的話，則不容易復原。年紀大或更年期會導致骨盆腔組織老化，也會出現骨盆鬆弛的狀況。

另外，體重過重、久站、便祕、提重物、慢性咳嗽等因為會增加腹部壓力，也可能導致骨盆鬆弛。骨盆腔動過手術的患者因為構造改變的關係，有可能出現骨盆鬆弛問題。

由於早期的骨盆鬆弛症狀並不明顯，所以大部分婦女都會忽略，甚至以為產後漏尿是正常的，而拖延復原時間，時間久了，就會引發尿失禁、生殖器官脫垂、泌尿系統膨出等症狀。

❤️ 骨盆腔鬆弛、沒力、下垂要當心，做凱格爾運動（提肛運動）來改善！

要提高骨盆腔的肌力可以做凱格爾運動，又稱為提肛運動，不僅有助於陰道緊縮、肛門收縮，也可以改善漏尿問題。

骨盆腔底部有肥厚的骨盆肌肉群，有表層和深部兩大群肌肉，其中，深部骨盆肌肉中有一束提肛肌，是由四條肌肉所組成，其中一條是恥骨骶骨肌，從恥骨直到尾椎骨，環住尿道、陰道和肛門出口，用力收縮便能忍住大、小便，經常收放這條肌肉的動作，就是「凱格爾運動」，是治療輕度尿失禁的方法之一，也能因而改善性生活，所以有人稱它為「性愛肌」。

凱格爾運動隨時隨地都可以進行，方法非常簡單，想像一下憋尿時，尿道、陰道及肛門附近的肌肉是不是會縮起來，這就是骨盆底肌群施力的結果。首先，像憋尿一樣縮緊骨盆底的肌肉，接著再慢慢放鬆，每次收縮 5 ～ 10 秒，然後放鬆 5 ～ 10 秒，每天至少練習 10 分鐘，可以有效強化骨盆底肌群的強度與張力，改善漏尿、尿失禁、腹部下墜感等症狀，以及延緩骨盆底肌肉的鬆弛與老化。

　　若是單純做凱格爾運動，腹部、臀部、大腿的肌肉都不必動，身邊的人也不知道妳在提肚縮陰，這才是正確。若是同時做「骨盆回復運動」等骨盆其他肌肉的運動，才會做提臀、踮腳尖之類的動作（詳見第 167 頁）。

❤ 長期提重物，身體負重過多，當心子宮脫垂！

　　一名年逾 40 歲、生育過三胎的婦女，因為家中做生意的關係，經常搬運重物，某次又搬運重物時，一用力就感覺陰道似乎有東西跑出來，當下不以為意，之後休息時才發現竟然尿不出來，趕快去就醫，才發現陰道的異物感竟然是脫垂的子宮。

　　人類是直立的動物，所有的內臟都會壓向骨盆腔，而骨盆腔底就像一個托盤托住我們的內臟器官，可是這個「托盤」上卻有三個洞──尿道、陰道和肛門，如果這個組織鬆掉了，那麼原本托住的內臟器官就會從這三個洞掉出來，

最常見掉出來的器官便是子宮和腸子。尤其是年紀大、曾多次自然產、平時不運動的女性，因為骨盆腔底的肌肉容易鬆弛，加上子宮在骨盆腔裡也只靠兩側的三對韌帶和骨盆腔底的肌肉支撐，當年紀漸長時，腹部只要一用力，就會將子宮壓出體外，造成脫垂。

治療子宮脫垂的第一步就是做凱格爾運動，幫助骨盆腔底的肌肉恢復原本的張力；第二步是做骨盆底放電刺激生理迴饋，也是一種物理治療；第三步是利用子宮托幫忙把整個子宮往回托，讓子宮即使用力也不會掉出來，托住後，患者也能順利排尿。

若以上三個步驟還是無法改善子宮脫垂的狀況，就只能透過手術，做子宮懸吊或是拿掉子宮，骨盆重建，讓肌肉回復原本的力量。

〔 **子宮托放置的位置** 〕

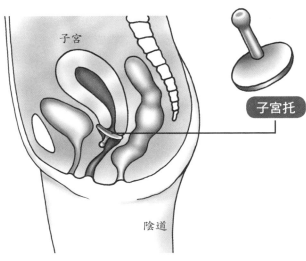

子宮

子宮托

陰道

子宮脫垂（下垂）是否可以預防或預先知道？

許多婦女本身有子宮脫垂的問題卻不自知，或是明明知道卻不願意就醫，常常拖到很嚴重了才勉強去看醫師，就診時往往已經合併漏尿、膀胱位置跑掉等問題。**當感覺私密處有下墜的異物感時，就表示骨盆腔器官可能已經發生脫垂，應該馬上就醫。**

有些女性可能會固定到婦產科做檢查，若醫師發現並提醒骨盆腔結構比較鬆散時，就應該注意並開始預防。**主要的預防方法是鍛鍊核心肌群，強化肚子、背部及腿部的力量，**核心肌群有力量，才能保護身體，尤其能避免搬運重物時用錯力量。

錯誤的用力方式，例如搬重物，常常是造成骨盆腔鬆弛的原因之一，正確的方式應該利用下盤的力量，借力使力，手部僅是輔助動作，但大部分的人都是使用軀幹的力量，或是用腹部撐住物品，就會對腹部造成壓力，久而久之，就會造成漏尿，甚至脫垂。

此外，生產時，骨盆腔會完全張開，所以生產完，應該做回復運動，讓骨盆底的肌群慢慢回復到原本的狀態，如果沒有幫助肌群回復，骨盆就會一直張開，日後就很容易有脫垂的狀況。

產婦最適合的骨盆腔回復運動是「骨盆回復運動」，產後 2 週左右就可以開始做，視身體的狀況進行，不要勉強自己。

〔骨盆回復運動〕

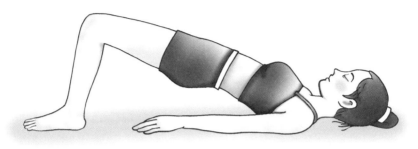

雙手伸直平貼地面，雙膝彎曲，
兩腿張開與肩同寬，由臀而背抬離地面

❤ 膀胱脫垂有什麼症狀？如何改善？

膀胱脫垂是膀胱向陰道內凸出的狀況，患者會感覺腹部下墜感，並且陰道口有東西膨出、壓迫的異物感，並且伴隨頻尿、解尿困難、尿失禁的症狀，久站、腹部用力後，下腹部會感覺痠痛，最嚴重的狀況是脫垂的膀胱會把兩邊輸尿管都往下拉，導致輸尿管扭曲，妨礙尿液輸送，使尿液積在腎臟，造成腎水腫，影響腎臟功能。

治療方法包括藥物（如補充女性荷爾蒙）、物理治療（如骨盆運動）與開刀。一般而言，膀胱脫垂若無特別症狀或對生活造成影響，並不需要治療。狀況較輕微、膀胱還未掉出陰道口的患者，經常練習凱格爾運動有助恢復。若膀胱已脫垂、掉到或是掉出陰道口，伴隨疼痛或解尿困難者需要開刀治療。

❤️ 直腸脫垂有什麼症狀？如何改善？

在直腸肛門外科，直腸脫垂就是直腸從肛門口脫垂而出，主要是因為骨盆底肌肉與括約肌鬆弛、直腸腸套疊、直腸未正常固定在骨盆腔內，或腹部受到壓力所導致。患者一般都有慢性便祕、排便不規律的困擾，患病早期直腸常覺得脹滿、排便老是覺得排不淨（排便阻塞），漸漸地則感覺排便時會有腫塊脫出肛門口，但排完便後就會自行縮回去。到了後期，只要咳嗽、腹部稍微用力，甚至連走路時都會感覺到有腫塊脫出體外且腫脹、疼痛、發炎，肛門處有濕濕黏黏的感覺，還能摸到肛門處有突出物，常有患者錯認為痔瘡，而拖延處理。

直腸脫垂若不治療，可能引發大便失禁或導致脫垂於體外的腸段黏膜受損出血，甚至是壞死。

在婦產科，直腸脫垂指的是直腸突出到陰道後壁，輕微的直腸脫垂、直腸尚未掉出陰道口，經常練習凱格爾運動有助恢復。

當直腸已脫垂並突出於陰道口，伴隨磨擦疼痛、便祕或大便解不乾淨感，需要開刀治療；有些患者即使在開完刀後，還會出現稀軟便憋不住的情況，需要約 3 ～ 6 個月的藥物治療及術後復健幫助復原。

尿道脫垂有什麼症狀？如何改善？

陰道前壁下部如脫出，即意味著維持尿道至骨盆的泌尿生殖橫隔拉傷，尿道也會隨之下垂。症狀包括頻尿、尿急、排尿疼痛、尿道口出血、尿道口腫塊等。

輕度脫垂患者，可先採用抗生素治療，在局部塗抹女性荷爾蒙，並可利用熱水坐浴舒緩不適。

若抗生素及復位治療無效或是脫垂明顯的患者，可能就需要開刀治療了，手術方式一般都是採用環形切除或環扎術，前者是環形切除掉脫垂外露的尿道黏膜，切除時須注意不能用力向外牽拉黏膜，免得切除太多；後者則是在尿道內裝置一條導尿管，將脫垂黏膜的基底部與導尿管綁縛在一起，讓黏膜自行壞死後脫落。手術後，還要在脫垂的尿道黏膜四周進行放射式電凝，以幫助尿黏膜回縮。

在婦產科，對尿道脫垂通常使用陰道前壁修補術，亦即切除鬆弛的陰道前壁再縫緊，或是使用人工網膜復位。

骨盤腔鬆弛會引發尿失禁？如何改善？

如前所述，人類是直立的動物，受地心引力的影響很大，中年以後，不是只有乳房會下垂，子宮、膀胱、尿道、陰道、直腸等也都會下垂，萬般皆下垂，如果膀胱鬆掉，與尿道的角度變了，可能就會尿失禁，只要打個噴嚏或咳嗽，就尿出來了，甚至有人光是跑步、走路就漏尿了，所以有人連大笑都不敢。

臨床上，有越來越多的年輕女性有骨盆腔器官脫垂問題，究其原因，有體重過重、上班久坐，與下班喜歡躺在沙發或床上追劇、滑手機，這些行為都會造成骨盆肌肉變鬆弛、走位。尤其，這些年輕女性喜歡看韓國綜藝節目，常常看到大笑而漏了幾滴尿，卻以為正常，其實，大笑就會漏尿，就是骨盆底肌肉開始鬆弛的警訊，應該趕緊預防，**馬上減重、避免久坐及規律運動。**

❤ 產後漏尿好害羞，改善方法多！

產後最常見的漏尿問題是「應力性尿失禁」，就像瓶蓋鎖不緊，一個動作就可能引起漏尿，如咳嗽、打噴嚏、跳躍等都會誘發漏尿。若患者年紀較輕，通常會建議減重、減少腹部壓力及做凱格爾運動、裝置子宮托，嚴重者可做手術，現在還有雷射、打填充物等改善方法。現階段的概念是產後越早介入，透過更多工具的幫忙，越能獲得改善。

由於骨盆底肌肉很難想像，它不像看得到的身體肌肉，並不容易掌握，若無法正確收縮、放鬆，反而容易加重症狀。因此，臨床上會利用「生物回饋機制」來幫助患者正確掌握骨盆底肌肉，也就是使用電子或機械工具來評估患者的神經、肌肉及自主神經是否正常，再透過聲音或視覺告知患者。

產後應多練習會陰收縮運動及凱格爾運動，有助於骨盆腔的復原。若有輕微漏尿，如大笑或咳嗽時會漏幾滴，應盡早就醫治療，避免惡化與降低老年後尿失禁的機會。

PART 4

兩性互重，
老後依然性福

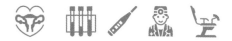

兩性關係

·····································

　　兩性關係只有建立在相互尊重和相互依賴的基礎上，才能豐富彼此的生命，心靈上如此，身體上也是如此，愉悅、美滿的性關係需要雙方一起努力，用心體貼。

打子宮頸疫苗，可以防止菜花發生率，男女生皆可打嗎？

　　女性感染人類乳突病毒（HPV）的主要來源是不安全的性行為。性行為後，女性可能因男性陰莖帶人類乳突病毒，致子宮頸遭此類病毒感染，長期下來，可能誘發癌病變。除了子宮頸外，陰道、肛門、陰莖，甚至口咽部也可能因為接吻、口交而遭到感染，導致癌病變。

　　感染人類乳突病毒還可能導致菜花，引起皮膚及黏膜病變、生殖器長肉疣。會導致菜花的病毒是人類乳突病毒（HPV）第 6 型和第 11 型，雖與癌症無關，但因為患者可能同時感染到可能致癌的 HPV 病毒型，相關研究顯示，菜

花患者日後罹患子宮頸癌、陰道癌、陰唇癌、陰莖癌、肛門癌的機率較其他人高出 2 ～ 20 倍。換句話說，若不治療，菜花就會越長越多，日後甚至會惡化為癌症。

醫界一直都努力推廣 9 ～ 26 歲的女性接種 4 價或 9 價的子宮頸疫苗，就可以防治菜花，其實，男性也能接種子宮頸癌疫苗，可預防人類乳突病毒（HPV）引起的生殖器疣和肛門癌。

最適合接種子宮頸癌疫苗的年齡是還未發生性行為的青少年階段，疫苗有 2 價、4 價、9 價三種，分別可防 2 種病毒型、4 種病毒型和 9 種病毒型，這幾種疫苗都是所謂的「預防性」，也就是在感染這幾型病毒前，接種疫苗可以防護，如果是已經感染了，則沒有防護的能力。

很多人的概念是感染病毒了，才想到要打疫苗，但這種是治療性的疫苗，治療性的疫苗雖然研發已久，但仍未正式上市。

換句話說，子宮頸癌疫苗屬於預防性的，以沒得到病毒的人為主，若已經發生過性行為或得到過病毒的人，此時再接種疫苗，主要的目的則是預防再次被同型病毒感染，及預防被其他型別的病毒感染，所以也是有意義的。更正確做法是定期進行子宮頸抹片檢查、篩檢病毒。

❤️ 男生打子宮頸癌疫苗有什麼意義嗎？

子宮頸癌疫苗真正的名稱是「HPV 疫苗」，不只能防範子宮頸癌的發生，還可以減少子宮頸癌、陰道癌、外陰癌、陰莖癌、肛門癌、口腔癌的發生率。

男生打子宮頸癌疫苗具有三項重要意義：

1、4 價及 9 價的 HPV 疫苗能降低菜花的發生率，亦即可減少男性感染菜花的機率。

2、可減少男性罹患口腔癌、陰莖癌、肛門癌的機率。

3、可減少女伴罹患子宮頸癌、陰道癌、外陰癌、肛門癌、口腔癌的機率。

基於上述考量，當初子宮頸癌疫苗甫上市，澳洲政府即將男女青少年納入免費疫苗的補助對象，隨後也有不少國家跟進，因此在不少先進國家中，HPV 疫苗無論男女都可以施打。

在台灣，HPV 疫苗的適用對象以女性為主，但是男性也可以自費施打。2018 年 11 月開始，政府全國推廣免費施打子宮頸癌疫苗，但對象只限於國中一年級的女生，這項措施非強制性，國一的女學生們可自主決定是否要施打疫苗，但須經父母簽立同意書。

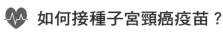 如何接種子宮頸癌疫苗？

子宮頸癌疫苗目前有 2 價、4 價、9 價三種，保護力不同，以 9 價疫苗的保護力最高，當然費用也最高，目前 1 劑是 5500 元，而健保給付的子宮頸癌疫苗是 2 價疫苗。

子宮頸癌疫苗是透過肌肉注射的方式施打，總共 3 劑。2 價疫苗在第一次（第 0 個月）施打（第 1 劑）後，間隔 1 個月（第 1 個月）後打第 2 劑，再間隔 5 個月後（第 6 個月）施打第 3 劑；至於 4 價及 9 價疫苗則是在第一次（第 0 個月）施打（第 1 劑）後，間隔 2 個月（第 2 個月）後打第 2 劑，再間隔 4 個月後（第 6 個月）施打第 3 劑。

子宮頸疫苗施打 2 劑就有效果，但 15 歲以上的人必須打 3 劑才有足夠的保護力，不過，國一女生因為未滿 15 歲，因此只需要打 2 劑，2 劑施打中間需間隔至少 3 個月，即分別在第 1 個月和第 4 個月施打。

在台灣，子宮頸癌疫苗的副作用難得一見，頂多就是打針的地方有點痛，極少數人出現輕度發燒或者打針的地方看起來紅紅的，至於國際上少數幾個致死案例都確認與疫苗無關，是由於其他因素造成的，目前子宮頸癌疫苗在全球已施打幾億支，台灣 10 年來也大量施打，並未出現證實相關的嚴重副作用，可見子宮頸癌疫苗的安全性相當高。

相關研究發現，子宮頸癌疫苗的效力超過 10 年，因此 10 年內的保護力相當足夠，不過有些人之前已打過 2 價或 4 價疫苗，若想補打保護力更高的 9 價疫苗也是可以，不過必須重新接種，打滿 3 劑。

26 歲以上的女生是不是可以打子宮頸疫苗？

雖然子宮頸癌疫苗之適應症的接種年齡起初是 9 ～ 26 歲，但 26 歲以上的女性若想接種疫苗也是可以的。事實上，醫師通常會建議或鼓勵 45 歲以下的人都應該接種子宮頸癌疫苗，因為這個年齡層的人多半還有活躍的性關係，至於 50 ～ 60 歲、甚至更年長者就不是那麼鼓勵，對於 70 歲以上仍想打疫苗的長者，醫師多半會勸退。

之所以會將疫苗適應症的接種年齡框限於 9 ～ 26 歲，是因為當初疫苗的實驗對象是 9 ～ 26 歲的女性，並未針對 26 歲以上的女性進行研究，但後來疫苗實驗的年齡範圍擴大到 45 歲的人，也證明了對 27 ～ 45 歲的人來說，疫苗的效力雖比 9 ～ 26 歲的人稍差一點點，但抗體力價依然可達到 8 ～ 9 成，所以目前來說，45 歲以下的人都可以施打疫苗。2018 年衛福部已經核准疫苗適用於 9 ～ 45 歲了。

至於 45 歲以上的人，若有需要也是可以接種疫苗，亦即所謂的「標籤外使用」，也就是說，政府給的適應症中雖然沒有 50 歲、60 歲的人，年過 50 歲的人還是可以打疫苗，但是不是要打，則視個人情況而定。

年過 50 ～ 60 歲的婦女大多數都已做過多年的抹片檢查，若檢查都正常，未來出現異狀的機率很低，其次，這個年紀的婦女，伴侶通常已固定，除非換新伴侶，才有需要考慮施打疫苗，例如伴侶還很有活力並經常到外地出差，或因為離婚、喪偶而有新對象，才有需要考慮施打子宮頸癌疫苗。

疑似性病到處求診，這樣辨別好簡單？

菜花還是乳突增生？可以這樣辨別。

正常的乳突增生是粉紅色且左右對稱，圓頭狀，生長在小陰唇內側，不會亂長，不會疊起來，不會越疊越高，這種是假性菜花，不需要治療，因為是正常構造。

若是菜花，顏色呈現灰白或灰黑，有時常會到處亂長，會往上疊高，且不對稱生長，呈現尖頭狀。菜花沒有症狀的時候或潛伏期期間傳染力較低，但仍會傳染。

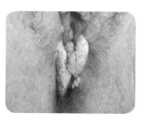

菜花（尖形濕疣）。

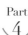 泡溫泉也可能突然長菜花？菜花也有可能不是被性行為傳染！

人類乳突病毒（HPV）有 200 多種，會引起生殖道感染的有 30 幾種，最常見的是第 6 和第 11 型，這種病毒一定要在活體中才能長期存活，在不潔的水中也只能短暫存活約 5～10 分鐘。

根據公共衛生調查，菜花的非性接觸感染比率非常低，但是醫學上也有研究發現，有些學齡前兒童就得到菜花，也就是說有一些目前尚無法偵測到的感染途徑，並非一定要經過性行為才會感染菜花。

坊間報導，曾有一對母女一起去泡溫泉，回來後就一

起得到了菜花，這種泡溫泉而感染到菜花的機率實在很低，通常都不是因為溫泉水的問題，而是可能使用到菜花感染者使用過的物品，例如沖洗用的小矮凳、休息用的長條椅或石頭，這些物品長時間處於潮濕狀態下，並且使用頻繁，假若前一位使用者剛好染有菜花，下一位使用者就可能因此而感染菜花。

或許有人認為溫泉溫度很高，病毒應該會被殺死，事實上這種想法是錯誤的，即使溫泉水的溫度高達攝氏 40 度，病毒也未必會死，只有乾燥的環境才能夠讓病毒無法存活，所以不管是泡溫泉、游泳或洗三溫暖，都要注意避免裸體接觸前一位使用者剛使用過的座椅或休息位置，最好先清洗過，再墊上兩層乾燥的毛巾比較保險。（詳見第 67 頁「安全洗三溫暖或泡溫泉的方法」）

女性一輩子當中究竟會不會得到人類乳突病毒？其實八成以上的婦女都曾經感染過子宮頸的 HPV。台灣有一份醫學研究指出，35 歲是一個分界點，35 歲以前得到，就像感冒了一樣，很容易自己會痊癒，但 35 歲以上的人，因為局部免疫能力比較差，就比較不容易復原。得到人類乳突病毒會有三種結果：第一種就像感冒，病毒會被排出體外，宿主沒事，也檢驗不到病毒；第二種是病毒與宿主的黏膜同時並存，能夠採集到病毒，也就是宿主與病毒和平共存；第三種就是慢慢生病，病毒會刺激宿主的細胞核，分裂大量病毒，逐漸步向癌症。

1000 個得到病毒的人有幾個最後會變成癌症或癌前病變呢？答案是 8 個，也就是 99.2% 的人在感染的過程中是不會變成癌症或癌前病變的。國外的大型統計發現，所有 25 歲的女性上班族中每 4 位就有 1 位被驗出人類乳突病毒，台灣的研究也顯示有 15% 左右的育齡婦女子宮頸有 HPV。從被病毒感染到或癌前病變，到變成癌症，這個歷程是很漫長的，也許 10 年，甚至可能長達 30 年的時間，而中度癌前病變或重度癌前病變，可以以手術治療（子宮頸圓錐狀切除術），所以一發現 HPV 感染就要馬上積極處理，反而很容易流於過度處理，似乎不太必要。

♥ 私密處不自主收縮、陰道痙攣症該如何改善？

　　兩性在一起，情到濃時自然想親密一番，但有些原因就是會阻止兩情相悅，譬如私密處不自主收縮，主要發生在女性身上，例如處女膜過度堅韌與陰道痙攣症（Vaninismus）。

　　處女膜在發育時的確是一整片肉，可是在胚胎慢慢發育時，女性器官慢慢成熟，中間的部分會慢慢退化掉、吸收掉，所以真正的名字應該是叫作「處女環」比較貼切，處女膜如果沒有退化，是整片的，就是「處女膜閉鎖」，經血會積在裡面，大概初經後半年到一年就得求助於醫師處理。

臨床上常遇到的是處女「環」太緊。一對夫妻結婚多年，始終無法成功圓房，就是因為太太的處女「環」太堅韌，先生始終不得其門而入，經過治療後才成功達陣，不過這種案例臨床上並不常見。

　　至於陰道痙攣症（Vaninismus），則是男方的陰莖無法進入女方的陰道中，會「卡門」，或是陰莖一進入陰道就整個被陰道的肌肉夾住，女生會很痛，男生也會插不進去或是拔不出來。

　　究其原因，可能是家庭的過度保護、成長過程中接收過太多負面的性交疼痛資訊、過度的禮教約束等，也有研究顯示，可能與幼時的受虐經驗或性騷擾、性侵害有關。

　　當然，身心上需要專門醫師協助調整，性治療時做陰道擴張與放鬆練習，效果很好；另外，現在可以透過打肉毒桿菌進行治療，當陰道肌肉不自主收縮，打肉毒桿菌可以讓肌肉放鬆，一次治療約可維持 4 ～ 6 個月，在這期間，男女雙方就可以好好溝通與嘗試讓親密關係成功達陣。

男性較常出現的PGAD（持續性性興奮症候群）該如何改善？

PGAD（Persistent Genital Arousal Disorder，持續性性興奮症候群）即患者會在沒有任何外在刺激或有性需要的情況下，持續且不由自主地出現性興奮反應與高潮，國外的紀錄有人最多1天可高潮達200次，患者若是女性也許周圍的人還可能看不出來，但若是男性，其性興奮的反應實在難以掩藏，生活上非常困擾。

這種疾病的成因不明，也許與神經有關，神經會不自主的放電，或與生殖器官周邊的血管或神經受到壓迫有關，目前雖然還沒有治療的方法，但有人嘗試使用肉毒桿菌進行治療，發現可大幅度地改善患者的生理機能，但還需要進一步評估。

 HSDD（性慾減退症）怎麼辦？

相較於PGAD（Persistent Genital Arousal Disorder，持續性性興奮症候群），現實生活中更多的是HSDD（Hypoactive Sexual Desire Disorder，性慾機能減退障礙），常見於產後及更年期的婦女，可能的原因包括陰道鬆弛、性交疼痛、現實生活干擾太多、與另一半久不接觸、情感上產生疏離、腦部刺激變差、雄性荷爾蒙不足、血清素分泌失衡，抑制興奮等。

隨著年齡增長，許多女性性慾會自然降低，有的女性性趣缺缺，可能是伴侶粗魯或雙方關係不和諧。

　　性慾減退症並非性冷感，也就是並非對性刺激不起生理反應，而是不再關心性事或完全不再想這檔事，就像有人扳動了開關突然將它關閉似的。

　　有研究說，10% 的女性在一生中有過 HSDD，有時會威脅到婚姻。

　　針對更年期前，性慾低下（HSDD）的女性，可使用氟班色林（Flibanserin），這種藥物號稱「女性威爾鋼」，在 2015 年 10 月才通過美國 FDA 核可上市，是全球第一個女性性功能失調的藥物，可增加多巴胺和去甲腎上腺素的分泌，增加對性行為的期待，同時能夠降低血清素的分泌，可惜臨床上有效率不高，而且必須天天服用，市場接受度不高。

女性的更年期

更年期可說是女性一生之中變化最為劇烈的時期，這段時間內因為卵巢分泌的女性荷爾蒙快速減少的關係，無論生理或心理都產生了種種變化，尤其在進入更年期之後，身體上會出現許多令人感覺不適的症狀，且慢性病的發生率也會提高，所以更年期的保健殊為重要，絲毫不能馬虎。

❤ 病患毛病多，熱潮紅、失眠、盜汗、陰道乾澀、頻尿等，都是更年期害的？

停經前後，部分婦女會因為缺乏女性荷爾蒙（雌激素），而出現一些身體不適的症狀，如熱潮紅、盜汗、心悸、容易疲勞、背痛、外陰／陰道攣縮引起陰部乾澀／搔癢、性交疼痛與其他症狀，連情緒上也會出現較劇烈的波動，如緊張、焦慮、恐慌、煩躁、心情低落、失眠、記憶減退、注意力不集中等，這些症狀統稱為更年期症候群。

更年期最典型的症狀就是潮紅、潮熱，包括臉部潮紅、

身體潮熱、自汗盜汗、心悸、暈眩等生理反應，也就是會突然感到一陣熱浪從胸口、背部往上衝，湧向頭臉部，然後遍及全身，同時，全身皮膚脹紅，渾身上下猛出汗，汗一出、熱氣一散，血管收縮，隨即感覺盜汗、畏寒、疲倦等。這是因為女性荷爾蒙分泌減少，影響下視丘調節體溫的能力，以致對溫度變化變得更敏感，體溫只要稍微上升，便會出現表皮血管擴張，造成潮紅與出汗的現象，換句話說，熱潮紅與盜汗（睡覺時出汗）正是血管運動不穩定所造成的症狀。

潮紅、潮熱發生的頻率與持續的時間差異很大，有的人偶爾發作、有的人每天發作數次或數 10 次，有的人幾秒鐘就過了、有的人則會持續數分鐘，發作的時間可能是白天、也可能是晚上睡著時，所以對睡眠品質可能造成影響，最常見的是失眠問題。

此外，因為女性荷爾蒙分泌變少，陰道不僅不再潤澤、有彈性，連陰道內的酸鹼度也產生變化，抵抗力變弱，所以容易引發細菌感染，導致老年性陰道炎等問題。

除了陰道會有明顯變化外，骨盆腔底的肌肉與韌帶也會鬆弛，而有子宮下垂的現象。尿道及膀胱的上皮組織開始萎縮、變薄，周圍的組織厚度也減少，血液供應不足，泌尿組織失去支持力，於是出現頻尿、尿失禁、尿急等，甚至有小便灼熱與疼痛的狀況。

這些更年期的症狀通常在停經後才會出現，但有些婦

女在月經還沒完全停止時便已出現部分症狀了。更年期症狀在停經後的 1～2 年最明顯，之後逐漸減緩，大部分在 5 年內消失，但有的人會持續更久。

更年期的症狀變化多端，也不是所有的女性都會出現更年期症狀，即使有症狀，也不見得會一樣，且表現出來的嚴重度也差異很大。

更年期症狀對照表	
器官	症狀
眼睛（視力）	黃斑部視網膜退化、眼睛乾澀
口腔	牙齒脫落、口腔粘膜或舌頭痠麻、口乾
乳房	萎縮、下垂
皮膚	皮膚乾燥、老化、皺紋增加、掉髮
泌尿系統	尿道萎縮、尿失禁、頻尿、尿道感染增加
生殖系統	陰道萎縮乾澀、陰道感染增加（搔癢）、性交疼痛、月經周期不規律
心血管系統	熱潮紅、血脂上升、心臟冠狀動脈疾病、心肌梗塞、中風、心絞痛、缺血性心臟病
骨骼系統	腰酸背痛、骨質疏鬆、骨質流失、骨折的危險性增加
神經系統	記憶力減退、注意力無法集中、阿茲海默症
精神症狀	胸悶、焦慮、冷顫、心悸、盜汗、恐懼、失眠、易怒、憂鬱、疲倦、緊迫感、暈眩、虛弱等

● 更年期自我檢測要點及評估表

☐ 月經不規則、失調，最終停經。

☐ 會突然一陣有熱潮自胸口湧向頭頸部，然後渾身盜汗。

☐ 有時或總是會伴有心悸、胸悶、暈眩等症狀。

☐ 失眠、覺得倦怠。

☐ 情緒不穩、易怒、焦躁、多疑、敏感、憂鬱、動不動就哭。

☐ 記憶力變差、精神無法集中。

☐ 皮膚變得乾燥、搔癢、暗沉且皺紋增多。

☐ 頭髮變得乾枯、轉白、容易掉髮，且陰毛也減少。

☐ 頻尿、尿急、尿失禁，容易發生尿道感染。

☐ 乳房萎縮、鬆軟、下垂，且乳暈顏色轉淡。

☐ 陰道乾燥、疼痛或外陰搔癢。

☐ 性慾減低，性交疼痛。

更年期自我評估表			
沒有 =0 分、輕微 =1 分、中等 =2 分、嚴重 =3 分			
症狀	沒有	輕微	中等	嚴重
熱潮紅				
頭昏眼花				
頭痛				
暴躁				

情緒抑鬱				
失落感				
精神緊張				
失眠				
異常疲倦				
背痛				
關節疼痛				
肌肉酸痛				
面毛增多				
皮膚異常乾燥				
性慾減低				
性感受度降低				
陰道乾燥				
行房時感痛楚				
總積分				

＊總積分若超過 15 分，極可能表示妳的女性荷爾蒙
分泌不足，請速諮詢婦產科醫師。

❤️ 更年期婦女真的比較容易出現心血管疾病嗎？

更年期的這段期間，婦女因為女性荷爾蒙的分泌逐漸減少，不管是生理或心理上都產生了種種變化，除了情緒較敏感、容易波動外，生理上也開始出現許多令人感覺不適的症狀，就連心血管疾病等慢性病的發生率也會提高。

女性荷爾蒙對心血管具有保護作用，可以增加好的膽固醇、降低血脂肪、防止血管硬化，所以停經前的女性很少發生心血管方面的病變。不過，停經後，少了女性荷爾蒙的保護，女性發生心臟冠狀動脈疾病，如心肌梗塞、腦中風及高血壓、冠心病等的機率也大大增加。

❤️ 更年期到底會持續多久，多年過去了，不舒服的感覺還是沒完沒了！

所謂更年期就是從有生育能力到沒有生育能力的過渡期間，通常也就是亂經的階段，這時候若去抽血檢查，會發現女性荷爾蒙動情激素（雌二醇，E2）的數值不穩定，甚至已經往下降，且腦下垂體荷爾蒙濾泡促進激素（FSH）上升，代表確實是已經進入更年期的階段。

而最後一次月經以後，一年以上月經都沒有來的話，則是進入停經期，停經期的長短視壽命而定，但這段時間內可能出現所謂的「停經症候群」，症狀與更年期症候群相同，如熱潮紅、失眠、盜汗等。

更年期的時間大多是 1 年或 2 ～ 3 年就會結束，但也有長達 5 年還未結束的。我就曾在門診時遇過年逾 70、80 歲的老太太停經超過 20 多年，又開始出現類似更年期的症狀，這種情況應為「停經症候群」，至於為何停經 10 ～ 20 年以上又出現症狀？醫學上尚無解答。

一般來說，**最後一次月經後，一年以上沒有月經就算是停經期**，停經期若出血就要小心是否有子宮內膜癌，但實際的臨床經驗發現有婦女在停經 2 年多、3 年後，又出現月經，有人甚至又來了 1 年，不僅規律來潮，且經血較黏稠，就和停經前的月經狀態相同，不像更年期時的經血不規則、較稀且少。

其實，這種情形並非異常，所謂「最後一次月經來後 1 年以上沒有再來」的「停經」定義是人為制定的，絕大多數的婦女普遍都是如此，但是總有少數的例外，只要透過內診及超音波，就能確定是不是月經又來或子宮內膜出現異常。

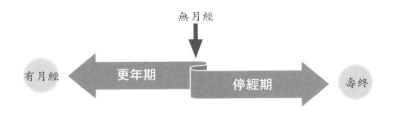

更年期與停經期的差別在於還有沒有月經

出血當中進行內診，可以確認是否為經血；出血完後（月經一結束）立刻照陰道超音波，確認子宮內膜的厚度，若小於 10 ～ 15mm，且每月來一次，即表示是月經，而非異常出血。

停經後 1 ～ 2 年內，月經重新來過，也表示更年期可能會再來一次，但也不是每個人都會經歷同樣的症狀，也許會有更年期症候群的困擾，也許不會有，也是因人而異。

♥ 進入更年期後，私密處乾澀，當心黏膜受損，容易感染！

女性進入更年期後，卵巢功能衰退、女性荷爾蒙分泌減少，也會使得陰道上皮組織萎縮、變薄、皺摺變平、黏膜萎縮、陰部腺體分泌物變少，最明顯的症狀便是外陰部搔癢、白帶、陰道有灼熱感及出血等。

更年期女性陰道內的皺摺減少，陰道黏膜組織變得平薄且萎縮。陰道壁表皮細胞因分泌物減少、陰道酸鹼值提高（正常值約 3.6，停經後會上升至 5 ～ 6），抵禦細菌的能力下降，變得乾澀且容易感染和發炎，嚴重時會導致性交疼痛、性慾低落。

陰道黏膜變乾、變薄、彈性變差，會影響性關係，是許多中年婦女拒絕行房的最大原因，面對更年期才出現的陰道乾澀問題，可使用局部塗抹用或塞劑的女性荷爾蒙，

就能獲得很好的改善效果。這類型的女性荷爾蒙可直接塗抹在私密處，僅作用於局部，全身作用有限，不需擔心會有副作用，但要注意的是，平常就要塗抹，不可在單次性交時才使用，以免影響到另一半。如果長期使用，可以每週只使用 1 ～ 2 次，即可維持潤滑，又不致癌。

💟 關於更年期性交疼痛，滋潤陰道可以改善嗎？

幾乎每位更年期女性都有陰道乾澀問題，嚴重者甚至連走路摩擦都有異物感，不過，由於台灣女性普遍較保守，面對更年期的陰道問題或性交疼痛很少主動求診，反而選擇躲避性行為，以為沒有性行為就不會有感染的問題。

事實上，即使停經，仍應維持正常的性生活較理想。若是因為陰道乾燥，可使用潤滑劑，或尋求專業婦產科醫師協助，例如使用女性荷爾蒙（塗抹於陰道內），或進行陰道雷射，讓黏膜剝離與膠原蛋白再生，幫助陰道黏膜恢復正常厚度與滋潤度，另外，注射 PRP（Platelet Rich Plasma，高濃度血小板血漿）或施打玻尿酸也是許多現代婦女採用的方式，這些方式都能夠讓陰道壁增厚，讓陰道恢復一些彈性，狀況佳的話，甚至可恢復至更年期前的狀態。

不過，陰道雷射、PRP、玻尿酸等方式都只能治標，效果充其量只能持續半年至 1 年多，最終的根本解決之道

還是補充女性荷爾蒙。

在此，要提個題外話，部分罹患婦科癌症的女性因為放射線治療的關係，導致陰道纖維化，也會造成如更年期女性才有的陰道乾澀感、異物感，建議可向婦科醫師尋求協助，使用局部女性荷爾蒙塗抹，也能夠獲得很好的改善，降低癌症治療中的不適感。

❤️ 荷爾蒙如何補充才正確？

女性荷爾蒙（單獨使用雌激素或合併使用雌激素與黃體素）是治療熱潮紅、盜汗、陰道乾澀等更年期症狀最有效的藥物。

輕微的更年期障礙並未影響日常生活的女性可以不需荷爾蒙治療，只要調整生活型態，就可以獲得一定程度的症狀舒緩，但是嚴重更年期障礙者的標準治療，則仍需藉助荷爾蒙補充療法（Hormone Replacement Therapy，HRT）。

所謂荷爾蒙補充療法是補充停經後缺少的女性荷爾蒙，有口服、經皮給予、陰道塞劑或鼻腔噴劑等給藥方式，台灣目前以口服藥劑最常見，主要是為了緩解更年期的症狀，如熱潮紅、盜汗、合併之睡眠障礙，或外陰、陰道萎縮引起的乾燥、性交疼痛等，以及預防骨質疏鬆症。

特別值得一提的是，2002 年，美國國家衛生研究院

（NIH）發表震驚全球的論文，該論文指出長期荷爾蒙補充療法會增加乳癌，造成全球婦女恐慌，連症狀嚴重的婦女都拒吃荷爾蒙，以致生活品質低落。

不過近年來已被證實，引起乳癌的是一種黃體素Provera，而非女性荷爾蒙，婦女朋友們如果擔心乳癌的風險，就改用天然的黃體素Utrogestan，這是孕婦使用的安胎藥，安全性最高，不過用於更年期的話，健保不給付，每顆新台幣10元左右。

荷爾蒙補充療法（HRT）				
荷爾蒙療法		特色	適用對象	用法
雌激素補充療法（ERT）		◆ 只含有雌激素的荷爾蒙療法	◆ 雌激素會刺激子宮內膜增生，增加子宮內膜癌發生率，因此只適合子宮切除後的婦女	◆ 每日使用
雌激素加黃體素療法（EPT）	週期性用法	◆ 此療法會每個月產生類似月經來潮的出血	◆ 適用於正亂經，希望月經來報到的婦女	◆ 每日口服
	連續性用法	◆ 不會造成子宮內膜增生，又可避免每月類似月經潮的出血	◆ 適用於停經1年以上，不希望月經再來報到的婦女	◆ 每日服用雌激素合併黃體素

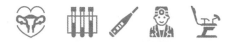

男性更年期與性功能障礙

....

　　年期不是女性的「專利」。如果你發覺另一半突然性情大變，時而煩躁易怒，時而情緒低落，時而萎靡不振等，該睡覺時失眠，看電視時卻又呼呼大睡，表示他可能已經進入更年期了！

男性也有更年期？行房次數減少，原來是男性更年期？

　　傳統以為只有女性才會有更年期，其實男性也會有更年期，但男性的更年期與女性不同，女性在 50 歲左右停經後，女性荷爾蒙驟減，而引起心理及生理上的一連串變化。

　　而男性的更年期一般常見於 50 ～ 60 歲左右的男性，但睪固酮會從 40 多歲就開始減少，當睪固酮（男性荷爾蒙）的濃度減少到一定的數值之下，才會開始出現脾氣暴躁、注意力不集中、失眠、多尿、體力不濟、肌耐力與新陳代謝功能變差、體態改變、性慾下降、勃起出現障礙等

變化。（男性更年期的詳細症狀請參考台灣男性學學會的網頁 http://www.tand.org.tw/）。

　　曾有一位年約 60 歲的男性患者到泌尿科求診，因為 1 年來性方面始終有困擾，性功能表現不好，以致老婆懷疑他有小三，成日鬧離婚，經過檢查才發現他是因為睪固酮濃度不足，男性荷爾蒙分泌下降，經過補充男性荷爾蒙 1 個月後，性功能逐漸恢復，3 個月後便完全恢復正常。

鄭醫師的婦科診療室

男性更年期的早期自我檢測

- 興趣缺缺：以前會感興趣的事情突然間覺得索然無味，沒意思了。
- 容易勞累：體力下降、易累，譬如晚餐後就開始頻頻打呵欠，坐著、坐著就睡著了。
- 情緒低落：情緒不穩定、容易沒精神、易怒，常常覺得心情煩悶。

　　若有以上三種現象，就表示身體要進入更年期了，接下來會出現越來越多的男性更年期症狀。

❤ 男性更年期比女生來得早？體力變差、記憶力變差都是男性更年期的症狀？

研究顯示，男性的更年期比女性來的早，大概 40 歲以後就慢慢進入更年期，比女性早約 10 年，此時，男性的男性荷爾蒙（雄激素），也就是睪固酮的濃度逐漸降低，以 1 年約 1% 的速度在慢慢減少，所以男性的更年期不會在短時間內出現非常明顯的變化，而是慢慢地出現一些更年期症狀，更年期的反應並不明顯，呈現階梯式的衰老，不同於女性一進入更年期，便如下坡式地快速衰老。

男性進入更年期後，一個很明顯的症狀就是體力衰退，最常見的表現就是晚餐後，坐著看電視，看著看著就睡著了；平常動不動就覺得累、覺得疲倦，坐下來就忍不住打瞌睡，但到了真的該睡覺時，卻又失眠、數羊、睡不著；太太交辦事情，轉頭就忘了……。

當然，男性更年期的症狀不僅止於此，常見症狀除了記憶力減退、體力變差、容易疲倦、性慾減退外，和女性更年期一樣，有些人也會出現熱潮紅、盜汗、焦慮、情緒起伏大等，隨之而來的還有三高（高血糖、高血脂、高血壓）、骨質疏鬆、勃起障礙及攝護腺肥大等健康問題，尤其攝護腺肥大是許多男性難以啟齒的痛，不僅會導致膀胱無力，以致尿量偏小、小便時對不準、頻尿、夜尿等，也等於正式宣告男性更年期的到來！

男性睪固酮濃度下降與更年期有關？

睪固酮（Testosterone）是種類固醇激素，為最主要的男性荷爾蒙，大部分由睪丸分泌，少量由腎上腺分泌，作用包括調節性慾與生殖功能、增進肌肉量與強度、改變體脂肪比率與分布、維持骨密度、促進紅血球製造、刺激體毛生長等。

由於睪固酮的製造與代謝受腦下垂體所調控，因此腦下垂體若出現異常，睪固酮無法正常分泌，就會出現睪固酮過低的狀況，也就是「早發性睪固酮低下症候群」，常見於年輕男性；然而，隨著年紀漸長，尤其 40 歲之後，血中睪固酮濃度還是會逐漸降低，降到標準值之下時，身體就會出現「更年期」症狀，這是「晚發性睪固酮低下症候群」，也就是所謂的「男性更年期」。

睪固酮低下症候群的症狀包括：容易疲勞、情緒起伏不穩定、活動力下降、運動能力退步、肌肉量減少、性慾下降、性功能障礙等，這些症狀的出現是漸進式的，不會一下子通通出現，即使發生了，表現也不明顯。

不過，睪固酮低下引發的症狀常會對患者的生活造成不少影響，建議 40 歲以上且出現上述症狀的男性，到泌尿專科進行評估，只要抽血檢查便能確診睪固酮濃度是否有下降，只要進行適當的治療，便可以有效改善症狀，提升生活品質。

❤ 如何知道自己是否已進入男性更年期？

　　醫師診斷是否進入男性更年期主要根據兩項條件，一是臨床症狀的評估，這部分必須請患者透過「亞當症候群量表」進行自我評估，量表只有十個題目，只要有三題以上的答案為「是」的話，就要做進一步的生化檢查。接著抽血檢驗睪固酮的濃度，若男性賀爾蒙低於標準值，也就是抽血檢查血中睪固酮的濃度是否小於 3.5ng/ml，加上量表測驗的結果，就能診斷出是否進入男性更年期。只要**同時符合血中睪固酮的濃度小於 3.5ng/ml，並且亞當症候群量表有三題以上答案為「是」兩項條件，即可診斷為男性更年期。**

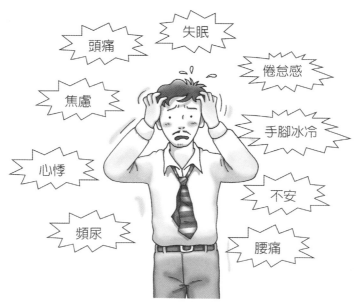

男性更年期後可能面臨許多不適的症狀

亞當症候群量表

1. 性慾和性衝動是否有降低的現象？	是□ 否□
2. 是否感到缺乏活力而比較沒有元氣？	是□ 否□
3. 是否察覺有體力變差而不足，或者有耐力下降而不足的現象？	是□ 否□
4. 身高有否減少而變矮？	是□ 否□
5. 是否發現自己「享受生活樂趣」的感受不如從前？	是□ 否□
6. 是否感到悲傷或沮喪，或者脾氣變壞？	是□ 否□
7. 勃起時的硬度是否比過去較不堅挺？	是□ 否□
8. 是否發現最近運動時，體力明顯變差？	是□ 否□
9. 是否在吃完晚餐後就感到昏昏欲睡而容易打瞌睡？	是□ 否□
10. 是否發現最近工作績效每下愈況而表現不佳？	是□ 否□

＊以上 10 項有 3 項以上回答「是」，可能有男性荷爾蒙
偏低的現象。

❤ 男性更年期的改善

正視身體機能的老化、調整生活習慣，視保養身體為自己的責任、視情況對症下藥，補充適量男性荷爾蒙，是改善男性更年期的最佳方法。

男性進入更年期後，體力明顯大不如前，生理上的各種反應會讓大部分的男性開始有「老了」的感覺。面對更年期的不適，男性朋友得先調適自己的心理，接受自己已進入更年期的事實，正視接下來可能出現的生理變化，切莫自怨自艾、封閉自我，須知更年期的困擾都是可解決的，有需要可尋求泌尿專科醫師的協助。

調整生活方式

首先，**戒除不良的生活習慣**，如吸菸、飲酒、濫用藥物、經常熬夜與高度的工作及生活壓力。酒精和尼古丁都會對中樞神經帶來不良的影響，並會傷害睪丸，導致睪固酮（男性荷爾蒙）濃度下降；熬夜、失眠會影響腦下垂體生長激素與松果體褪黑激素的分泌，讓男性更年期提早報到；而長期處於高壓之下則會影響腎上腺皮質醇的分泌，導致睪固酮連帶下降。

其次，**是養成規律的運動習慣及均衡健康的飲食**。有研究顯示，適度的運動可以維持肌肉量並增加睪固酮濃度；營養攝取若不足或不均衡，會影響睪固酮的合成；若能多攝取富含抗氧化性、不飽和脂肪酸的食物，則能幫助緩解更年期的不適，建議可適當攝取豬肝、豬腎、瘦肉、紫菜、

牡蠣、蛤蜊、黃豆、蠶豆、花生、核桃、大蒜、花椰菜、山藥、桑葚等食物，要特別注意鋅、鎂、硒、鈣質等營養素的攝取是否足夠，尤其是鈣質，骨質疏鬆症可不只是女性的專利，更年期的男性同樣也有骨鬆的危機。

保養身體，控制疾病

腰圍變大是男性更年期的徵兆之一，睪固酮分泌量一旦下降，身體的調節能力會隨之失靈，肥胖、高血糖、高血壓、高血脂等問題都會找上門，造成男性更年期的健康問題。

相關研究指出，腰圍越寬，睪固酮下降越快，每增加 15 公斤體重，睪固酮的代謝能力就會退化 10 年，男性的體脂量若能維持在 8 ～ 19% 之間，有助於阻止睪固酮濃度下降，提升睪固酮的分泌與胰島素的敏感度，**改善男性更年期的症狀、拯救健康，最直接有效的辦法就是消耗多餘脂肪，保持適當體重。**

對症下藥，適量補充睪固酮

補充睪固酮的主要目的是舒緩更年期的不適症狀，因此在使用前，應先透過改變生活方式、降低壓力、規律運動、健康均衡的飲食等方式進行調整。畢竟 40、50 歲的人了，體力各方面自然無法跟年輕時相比，適時調整生活狀態、重新規劃人生目標，甚至與伴侶間的相處也應該再審視、再升溫，良好的感情對提升荷爾蒙分泌或安撫情緒都有很好的幫助，荷爾蒙若能因此增加，自然就不需要外求了。

若所有的調整都無效或效果不顯著，宜徵詢泌尿專科醫師的建議，是否針對症狀使用一般藥物治療，如服用抗組織胺治療臉潮紅、補充鈣片或透過復健治療腰痠背痛等，若都沒有改善，再來考慮是否補充睪固酮。

　　補充前，應先做生化抽血檢查，檢查時間最好安排在早上 8 ～ 10 點間，一天中睪固酮在這個時間內，濃度最高，此時測到的數值若真的比較低，就表示睪固酮濃度確實低下。傳統上，補充方式是口服，但現在還有凝膠、皮膚貼片和針劑，其中，針劑還可分為長效和短效兩種，各有優缺點，該如何治療，須由患者與醫師討論後再決定。補充後，每 3 個月都應該做一次追蹤，確認效果，若睪固酮濃度已有提升，症狀獲得舒緩，機能恢復正常，就可以停止補充。

鄭醫師的婦科診療室

Q 哪些人不適合補充睪固酮？

A
- 前列腺肥大而未治療的患者，補充睪固酮前，應先處理排尿的問題，並且必須先排除前列腺癌的疑慮。
- 前列腺癌者。
- 睪固酮偏低，但屬於正常老化，沒有症狀者。
- 睪固酮值未偏低者。

Dr.Me 健康系列 HD0162X

鄭丞傑醫師的婦科診療室
——婦科權威爲您解答 100 個難以啓齒的兩性幸福密碼

作　　者／鄭丞傑
選　　書／林小鈴
責任編輯／梁瀞文

行銷經理／王維君
業務經理／羅越華
總 編 輯／林小鈴
發 行 人／何飛鵬
出　　版／原水文化
　　　　　台北市民生東路二段141號8樓
　　　　　電話：02-2500-7008　傳眞：02-2502-7676
　　　　　網址：http://citeh2o.pixnet.net/blog E-mail：H2O@cite.com.tw
發　　行／英屬蓋曼群島商家庭傳媒股份有限公司城邦分公司
　　　　　台北市中山區民生東路二段141號2樓
　　　　　書虫客服服務專線：02-25007718；02-25007719
　　　　　24小時傳眞專線：02-25001990；02-25001991
　　　　　服務時間：週一至週五上午09:30-12:00；下午13:30-17:00
　　　　　讀者服務信箱E-mail：service@readingclub.com.tw
劃撥帳號／19863813；戶名：書虫股份有限公司
香港發行／香港灣仔駱克道193號東超商業中心1樓
　　　　　電話：852-2508-6231　傳眞：852-2578-9337
　　　　　電郵：hkcite@biznetvigator.com
馬新發行／城邦（馬新）出版集團
　　　　　41, Jalan Radin Anum, Bandar Baru Sri Petaling,
　　　　　57000 Kuala Lumpur, Malaysia.
　　　　　電話：603-9057-8822　傳眞：603-9057-6622
　　　　　電郵：cite@cite.com.my

美術設計／鄭子瑀
插　　畫／黃建中
製版印刷／卡樂彩色製版印刷有限公司

初　　版／2018年11月15日
修訂一版／2022年09月13日
定　　價／400元

城邦讀書花園
www.cite.com.tw

ISBN 978-626-96220-8-5

國家圖書館出版品預行編目資料

鄭丞傑醫師的婦科診療室 / 鄭丞傑著 . -- 修訂一版 . --
臺北市：原水文化出版：英屬蓋曼群島商家庭傳媒股份
有限公司城邦分公司發行 , 2022.09
　　面；　公分 . --（Dr.Me 系列；HD0162X）
ISBN 978-626-96220-8-5（平裝）

1.CST: 婦科　2.CST: 婦女健康

417.1　　　　　　　　　　　　111011911